産業医が教える会社の休み方

薮野淳也
産業医・心療内科医

829
中公新書ラクレ

はじめに

ビジネスパーソンを対象にした心療内科クリニックで、初診の患者さんが多い曜日はいつだと思いますか？

週初めの月曜日でしょうか、それとも1週間分の疲れがたまる金曜日でしょうか。

答えは、圧倒的に月曜日です（私のクリニックの場合、ですが）。

金曜日は、その日さえなんとか乗り切れば土日に休むことができますから、初診の予約はほとんど入りません。一方で月曜日は、「これから1週間が始まる……」と思うと、どんどん憂鬱《ゆううつ》になって、ベッドから起き上がれなかったり、涙がポロポロと出てきたりして、「もうイヤだ、限界だ……」と藁にもすがる思いで診療の予約を入れてくださるのだと思います。あるいは、月曜日の朝が来るのが怖くてたまらず日曜日の夜は朝方までずっとスマホを見ていた、なんて話もよく聞きます。

現在、ビジネスパーソンの8割以上が、仕事や職業生活に関する強い不安、悩み、ストレスを抱えていると言われています。また、過去1年間にメンタルヘルス不調（以下、メンタル不調）により連続1か月以上の休職、または退職をした労働者がいた事業所の割合は、1割以上（令和5年「労働安全衛生調査」より）。この割合は増加傾向にあり、企業側から見ても、メンタルヘルスによる「休職」が、けっして特殊なことではなくなってきています。

言うまでもないですが――「休むこと」って大事です。そして、有給休暇は権利です。疲れたら、心身に負担を感じたら、正々堂々と休みましょう。

そして、「睡眠」も大事です。仕事のことが頭から離れずに眠れない、睡眠不足でパフォーマンスが低下している――。そんな状態になったなら、薬の力を借りるのも手です。まずは睡眠をとって、一度リセットしてみましょう。

それでも良くならないのなら、休職も良い方法です。

「休職」という言葉を聞いて、皆さんはどのような印象を持つでしょうか。キャリアに大きな影響を及ぼすような〝オオゴト〟だと感じる方が多いだろうと思います。

しかし、今や休職は、めずらしいことではなくなっています。

私は企業の産業医として、スタートアップ企業から東証プライム上場企業まで、10社以上のさまざまな規模・職種の産業保健業務に従事してきました。そして、企業側と労働者側、さまざまなケースについてコンサルタントしてきました。

さらに、2023年4月にはビジネスパーソンのための内科・心療内科のクリニックを立ち上げ、主治医という立場でも、仕事でちょっとつまずいて心身の不調を抱えた人たちの治療を行っています。

産業医として、主治医として、人の「働き方」とメンタルヘルスに向かい合うことを、生業《なりわい》としています。

本当に些細なことで体調を崩してしまう人がいる一方で、少しばかりの休職と環境調整でまた元気に働いている方もたくさん見てきました。休職は長い目で見れば、キャリアにとって良い結果をもたらすほうが多いと考えています。

心身に不調を抱えながら働くよりも、少し休んでリフレッシュしたあと、元気を取り戻してパフォーマンス高く働き続けるほうが、本人にとっても企業にとっても、ずっと素晴らしいことではないでしょうか。

本書では「正しく、適切で、安全な」会社の休み方について、知っておくべきことを解説します。

体調不良・休職は、「健康的に働くとは？ 幸せに働くとは？」を考えるきっかけにもなります。実際に「休職」という選択肢をとるかどうかは別として、この本を手に取ることで、少なくとも休職について考える機会を手にしていただけるはず。その機会が、これからのあなたの働き方に良い影響を与えてくれることを願っています。

仕事にちょっとつまずいてしまった方が、本書をきっかけに、また元気に働いていけるようになれば幸いです。

目次

「休職」にほっとする人、拒む人

頑張りが足りない？

案外、気にしているのは自分だけ

「部下の手前、休めない」ときには

健康とキャリアの話は切り離して

「診断書が出ているのに休ませない」はもはやブラック

会社はあなたが思っているよりも大人です

0・1のまま10日働いても、成果は「1」

休んだら、給料はどうなる？

「明日仕事に行けますか？」「前と同じように働けていますか？」

休職は長い目で見ればプラスに働くこともある

第4章
で、具体的にどうすればいいの？

まず相談すべきは、誰？
上長がストレスのもとだったら？
産業医は、病院というより保健室
産業医面談で聞かれること
「面談の内容を伝えてほしくない」はかえって不利
クリニックを受診するタイミングは
産業医がいない会社は診断書がカギ
頼りにならない産業医だったら
休職するまでの流れ
何日休めるの？
「とりあえず診断書もらっとこう」は絶対ダメ！

復職可能の診断書が出ても、復職できないこともある
復職面談はアピールの場です
回復の兆しは、主語が「自分」に変わったとき
ゆっくり慣れるより、「週5・定時で」が増えている
復職に焦ると、遠回りになる
再発リスクを6分の1に下げる「リワーク」
若い人、複数回休職している人ほど、リワークを
リワークに参加しないなら、最低限これだけは！
手持ちのカードを増やしましょう
自分の内面も振り返る機会に
復職後も通院は継続がおすすめ
転職という選択肢を考えるタイミング
復職は健康の話、転職はキャリアの話
休職は個人情報、伝えなくてもいい

構成／橋口佐紀子
DTP／市川真樹子

産業医が教える　会社の休み方

第1章

そもそも――「休む」って大事

「休む」は食べる、動くとともに健康の3原則

健康のための生活習慣と言えば、まず思い浮かべるのが食事と運動ではないでしょうか。バランスの良い食事も体を動かすことも、もちろん大事です。特に運動は、忙しく働くビジネスパーソンにこそ欠かせないにもかかわらず、足りていない人が多いのが現状です。

そしてもう1つ、健康のために欠かせないのに忘れられがちなのが「休む」こと。

健康の3原則は、栄養、運動、そして休養・睡眠です。厚生労働省が2000年からずっと進めている、国民の健康づくり対策「健康日本21（正式名称は、21世紀における国民健康づくり運動）」でも、**改善すべき生活習慣として、栄養・食生活、身体活動・運動に次いで挙げられているのが「休養・睡眠」**です。

ところで、地球が太陽のまわりを1周回り、季節が巡るのが「1年」、月が地球のまわりを回り、月の満ち欠けが新月から再び新月に戻るまでが「1か月」、地球が自転し、地球から見た太陽が同じ位置に戻ってくるまでが「1日」。このように1年も、1か月も、1日も、自然を観察することで生まれたリズムです。

一方、「1週間」という単位は違います。1週間は人工的につくられたリズムです。7日間を一区切りとして、その間で、5日働いて2日休むという週休2日制がすっかり定着しています。

私は、非常に理に適っていると思います。

週5日、しっかりと働くには心も体も休養が必須。こう書くと、「仕事のために生きているわけではない！」と思う方もいるかもしれませんが……、土日休みがなぜあるのかと言えば、私は、月曜日から金曜日のためにあるのだと思っています。

今の30〜40代よりも上の世代の人たちは、「量が質をつくる」という文化のもとで働いてきた人が多いので、疲れていても休むことに躊躇《ちゅうちょ》してしまう人は多いかもしれません。でも、「休むことも仕事のうち」とよく言われるように、ビジネスパーソンにとって、**正しく休むことは誰もが身につけるべき仕事術の一つ**ではないでしょうか。

働き方改革にはエビデンスがある

今まで日本社会ではソルジャーのような献身的な働き方が良しとされてきましたが、ここ数年で働き方改革が浸透してきたように感じます。私たち医者の世界にも、２０２４年になってようやく時間外労働の上限、勤務間のインターバルの確保といった考え方が入ってきました。

少し前の話ですが、私の研修医時代には90連勤なんてこともありました。外科の研修では、「３か月、休みナシ！」という日々。３か月という区切りがあり、終わりが見えていたので、学ぶことも多く楽しかったのですが、そうは言っても、あんな働き方は二度とやりたくはありません。

国を挙げて働き方改革が進められている背景には、**過重労働は心身の健康を害するというデータ**が積み重なってきたことがあります。

- １か月の時間外労働が45時間を超えて長くなるほど、脳血管疾患や心臓疾患が増える。
- １か月の時間外労働が１００時間を超える、または6か月の平均で月80時間を超えると、健康を害するリスクがさらに高くなる。

国内外のさまざまな研究で、こうしたエビデンス（科学的根拠）が積み重なってきたので、１か月の残業時間は45時間以内が原則とされたのです。月45時間という残業時間を1日あたりに換算すると、２時間ほど。１日３～５時間の残業は、残業ナシに比べて、心疾患のリスクを１・５倍以上高めるという研究結果もあります。*

月80時間の時間外労働を「過労死ライン」と呼ぶのも、80時間を超えると健康被害が増えますよ、危ないですよというエビデンスがあるからです。

ちなみに、「過労死」とは、仕事上の過重な負荷による脳血管疾患・心臓疾患を原因とする死亡と、仕事上の強い心理的負荷による精神疾患を原因とする自殺のこと。さらに、死亡には至らない脳血管疾患・心臓疾患、精神障害の発症も含めて「過労死等」と法律上で定義されています。

過重労働とメンタルヘルスの関係については、まだはっきりとした結果は出ていませんが、気分の落ち込みやうつ病などにつながることは間違いないでしょう。

働きすぎが良くないことは、疑う余地はありません。そして、働きすぎの対になるのが、「休むこと」なのです。

「寝る」って大事

休むこととセットであるのが、寝ることです。睡眠は、やっぱり大事です。

長時間労働が脳血管疾患や心臓疾患のリスクを上げるように、**睡眠不足がそれらの病気のリスクを上げること、さらにはそれらの病気による死亡リスクを上げること**も、国内外のさまざまな研究で報告されています。

そもそも、睡眠時間が足りないと、翌朝、気持ちが悪くなったり、だるかったりしますよね。頭もスッキリしません。

クリニックに相談にいらっしゃる方のなかには、「12時には布団に入るのですが、ぐるぐると仕事のことを考えちゃって、2時、3時まで眠れないんです」「朝が来るのが怖くて、いつも3時ぐらいまでだらだら起きていて、途中で寝落ちして朝を迎えるんです……」などと、睡眠のことで悩んでいる方はとても多いです。

寝る時間はあるのに考え事をして眠れない。ぐるぐると思考が止まらず、寝ても眠りが浅く、夜通し浅い夢を見ていて、疲れが取れない――。

そうした状態で仕事に行っても、パフォーマンスは上がりません。睡眠不足のせいで仕事がはかどらないためにタスクが終わらず、さらに仕事に追われるようになる……と悪循環に陥りかねません。

その悪循環を断ち切るために「まずは睡眠を整えましょう」と、よく患者さんに提案しています。その際、睡眠薬を使うことも決して悪い方法ではありません。

「クセになりそう」は昔の睡眠薬のイメージ

睡眠薬に対して、「クセになりそうで怖い」「ないと眠れなくなって、手放せなくなりそう」などとマイナスのイメージを持っている方もいるでしょう。でも、それはひと昔前の睡眠薬のイメージなのです。

少し前まで広く使われていた睡眠薬は、ベンゾ（ベンゾジアゼピン）系や非ベンゾ系と呼ばれ、脳の活動を抑えることで眠りやすくする薬でした。そうした睡眠薬の場合、確かに依存性があり、問題になっていました。

でも、薬学の進歩とともに、**依存性がほとんどないと考えられる新しいタイプの睡眠薬が出ています**。例えば、オレキシン受容体拮抗薬というタイプの薬があります。これは、脳の覚醒を促すオレキシンという神経伝達物質の受容体を邪魔することで脳を睡眠へと誘います。

オレキシンという神経伝達物質は、専用の受容体にくっつくことで脳の覚醒を促します。その受容体が邪魔されることで、脳を覚醒しようという作用が弱まるので、眠りやすくなるのです。

ひと昔前のベンゾ系、非ベンゾ系の睡眠薬は脳のシグナルをバサッと切って強制的に睡眠にもっていくイメージでしたが、今のオレキシン受容体拮抗薬のような睡眠薬は睡眠と覚醒のバランスを整えて、自然な眠りに導くイメージです。

私が医学のトレーニングを受けた頃には、すでにこうした睡眠薬がファーストチョイスになっていました。私よりも上の世代の先生方でも、ほとんどの先生はちゃんと最新の医学を勉強されているので、依存性の少ない睡眠薬を処方されていると思います。

困っていることとリスクを天秤にかける

実は私自身も、この睡眠薬をときどき半錠飲んでいます。経験上、飲んだほうが寝つきも寝起きもいいのです。特に、仕事が忙しくて考えなければいけないことがたくさんあるような時期には、あれこれ考えて眠れなくなるよりも、１錠なり半錠なり飲んで、しっかり睡眠をとって、翌朝スッキリした頭で仕事をしたほうがずっとはかどります。ですから、量を調節しながら、上手に睡眠薬を使っています。

睡眠薬に限らず、どんな薬にも効果と同時に副作用があります。薬は肝臓や腎臓で代謝されるので、飲み続けることで肝臓や腎臓に負担をかけてしまうリスクは確かにあります。でも、それは、血圧やコレステロールの薬など、すべての薬にいえること。血圧やコレステロール値が高い人がなぜ薬を飲むのかといえば、リスクよりもメリットが大きいからですよね。睡眠薬も同じです。

眠れていなくて、そのために生活や体調に支障が出ているから、私たち医師は「睡眠薬を使いましょう」と提案するわけです。リスクとメリットを天秤にかけた結果です。それでも「薬は嫌です」とおっしゃる方には無理強いはしません。ただ、その一方で、絶対に**睡眠薬を使ったほうがいい場面もあります**。

例えば、仕事に疲れ切ってメンタル不調に陥っているけれど、本人はどうしても仕事を休みたくないと言う。しかも、職場に相談しても、すぐには環境が落ち着きそうにもない。環境は変わらないし、休むという選択肢もないのなら、速やかに自分を整えるしかありません。それなのに、「薬は使いたくありません」と言われると困ってしまうのです。

自分を整えるという点でまず大事なのは、生活リズムを整えること。夜眠れなければ生活リズムはどんどん乱れていきます。でも、不眠というのは、睡眠薬を上手に使えばすぐに解決しやすいものです。そして、**解決して眠れるようになれば、睡眠薬から卒業すればいい**だけのこと。

ですから、眠れなくて困っているのであれば、そんなに構えることなく、積極的に使うべきだと私は思っています。

休みの質も大事

最近、「社会的時差ボケ（ソーシャル・ジェットラグ）」という言葉が注目されています。平日は仕事に追われて十分な睡眠時間が取れず、その分、休日に寝だめする。そうした生活が体内時計をずらし、朝起きられなくなったり、昼間眠くなったり、夜眠れなくなったりすることを社会的時差ボケといいます。

休むことには、体力的な休養とメンタル的な休養があります。

疲れているときにやってしまいがちなのは、一日中、横になって寝て過ごすという休み方。平日に疲れた体が癒され、体力は回復します。

平日の仕事で疲れ切ってしまう人のなかには、金曜日の夜から土曜日の日中にかけてずっと寝ていて、夕方の5時ぐらいにようやく起き出す、なんて人もいるのではないでしょうか。そうすると、夜12時前に寝ようと思ってもなかなか眠くはならないでしょう。その結果、2時、3時を過ぎてからようやく寝て、朝は起きられず、また日曜の夜も寝られなくなって、寝不足のまま月曜日の朝を迎える……ということになりかねません。

体力を回復させることも大事ですが、私が、さらに重要だと思うのが、**リズムのなかで休むこと**です。睡眠リズムも生活リズムも乱さず、いかに質の高い休養をとれるかが月曜からのパフォーマンスを左右します。

また、週末に遊びすぎて疲れた経験はありませんか？　土曜日にディズニーランドに行って、日曜日にはキャンプやライブに出かけるなど、土曜も日曜もフルに出かけるような過ごし方は、心の栄養にはなりますが、確実に体力は削られます。

特に、この本を手に取ってくださった方は、すでにちょっと疲れている方だと思います。そういう方が楽しいイベントとはいえ、週末に予定を詰め込みすぎると、いざ仕事が始まる月曜日にはガス欠に陥ってしまうので、お勧めできません。

私自身も、つい最近、週末にプライベートの予定を入れすぎて、失敗したなと反省したところです。楽しい時間を過ごせて心の休養にはなった一方で、体の休養にはならず、バランスが大事だなとつくづく実感しました。

そのバランスの取り方は人それぞれですが、全員に共通してお勧めしたいのは、**生活リズムは固定したうえで休む**ということです。体力回復のためとはいっても寝すぎて生活リズムを乱してはよくありませんし、週末にアクティブに過ごすのは気分転換になりますが、一晩寝ただけでは疲れが取れず、日中も眠くなるようであれば、それは遊びすぎです。

ビジネスパーソンにとっては、平日にしっかり働けるリズムを整えることは基本でしょう。そうであれば、週末も、そのリズムのなかで休むべきだと思います。

「有給休暇」は、正々堂々

週末に2日間、生活リズムを保ったうえで心と体をしっかり休めても、それでも疲れが取れないようなら、それは、もう少し休養が必要なタイミングです。有給休暇を取りましょう。

産業医面談でも、「上長と相談して、数日間、有休を取って少し休んでみたらどうですか?」と提案することはときにあり、それだけで心身の不調が良くなる方もいます。仕事内容が合っていないという場合は別として、働きすぎて疲れがたまっているときには、休養が何よりの薬です。**数日間、仕事から離れて過ごすことで体調が戻ってくることもあるのです。**

そもそも現代人は、情報過多になっています。仕事をしていれば気がかりなこと、熟慮が必要なこともあるでしょう。複数のプロジェクトが同時進行して、マルチタスクをこなさなければならないことも多々あると思います。そんな日々のなかで、家に帰っても、寝る時間になっても仕事のことが頭から離れず、あれこれと考えが巡ってしまうようなら、そこから一歩距離を置いてリフレッシュする時間が必要です。

少し前に、グーグルやインテルなどの大手企業がマインドフルネスを社内研修に取り入れていると話題になりました。最近では、慶應義塾大学の精神科の先生たちがマインドフルネス&ストレス研究センターを立ち上げ、マインドフルネスについて医学的に研究を始めています。

マインドフルネスは、頭の中をからっぽにして、今この瞬間に意識を集中するというあり方です。情報過多になって、ついあれこれと巡らせてしまう思考を止めて、できる限りからっぽの頭で自分の時間を過ごす。疲れたときこそ、そういう時間をもちましょう。

疲れているのに頑張り続けていたら、リフレッシュをしようにも、何も楽しめなくなってしまいます。心が疲れすぎると、自分の好きなことでさえ、楽しめなくなってしまうのです。ですから、できることなら、そうなる前に一息つきましょう。

有給休暇は、法律で保障されている労働者の権利です。再び万全の状態で働くためのリフレッシュならなおさら、正々堂々と休みを取りましょう。そして、心と体を整える時間をつくってほしいと思います。

【注】

＊Virtanen M et al., Overtime work and incident coronary heart disease: the Whitehall II prospective cohort study. European Heart Journal, July 2010 31(14):1737-44.

第２章

休職は、めずらしいことではありません

働く人に体調不良はつきもの

私は都内の企業で産業医として働くとともに、ビジネスパーソン向けの内科・心療内科のクリニックを開業しています。どちらも、相談に来られる方のほとんどがメンタルヘルスの問題です。

産業医として関わっている企業は、従業員1000人以上の大企業から中小企業、スタートアップ企業まで、規模も業種もさまざまですが、**いずれの企業でも、一定数の方からメンタル不調を背景に休職の相談があります。**

「はじめに」で、全事業所の1割以上で、ここ1年の間にメンタル不調が原因で連続1か月以上休職または退職した労働者がいた、という調査結果を紹介しました。この調査では、事業所の規模別にも結果を紹介しています。さらには全労働者のうちメンタル不調で連続1か月以上休職した労働者の割合、メンタル不調で退職した労働者の割合も調べていて、次のような結果が出ています。

（従業員数：メンタル不調で休職・退職した労働者がいた事業所の割合／休職した労働者の割合／退職した労働者の割合）

- １０００人以上：91・２％／１・０％／０・２％
- ５００～９９９人：86・２％／１・２％／０・３％
- ３００～４９９人：74・１％／０・７％／０・２％
- １００～２９９人：55・３％／０・６％／０・２％
- 50～99人：28・２％／０・５％／０・２％
- 30～49人：16・０％／０・４％／０・３％
- 10～29人：７・５％／０・３％／０・２％

５００人以上では９割前後の事業所でメンタル不調による１か月以上の休職や退職の労働者がいるわけですから、従業員が多いほど、メンタル不調で休職・退職する人も出てくることが分かります。

そして、全労働者のうち、メンタル不調で1か月以上休職した人の割合は全体では0・6%、メンタル不調で退職した人の割合は0・2%です。合わせると0・8%なので、125人に1人です。学校でいえば、クラスに1人はいないかもしれないけれど、1学年に1人以上は毎年いるよね、というイメージです。こうした結果は、産業医、主治医としての肌感覚とも合っています。

働く人のメンタル不調は、ほぼ「適応」の障害

働く人に増えているメンタル不調ですが、産業医、主治医としてそうした人たちに数多く接してきた経験から、そのほとんどは「適応障害」だと私は考えています。

適応障害とは、生活のなかで何らかの外的なストレスがあって、3か月から6か月経っても慣れることができず、日常生活に支障をきたすほどの心身の症状が出る病気です。

診察室では、「明確なストレスの原因があって、どうしても慣れることができず、そのストレスのもととなっていることについてずっと考えてしまうような状態です」と説明

しています。

分かりやすい一例が、五月病です。

4月に入社して、ゴールデンウィーク頃までは前向きに頑張るものの、新卒や転職の方だと連休が明けた頃から任される仕事が増えたり、メンターから離れて仕事を行うようになったりして仕事の負荷が増えてきますよね。そうすると、ストレスがたまって、徐々に体調を崩していく……というのが五月病。新しい環境での負荷に慣れることができずに心身の不調が出てくるわけですから、医学的にいえば、まさに適応障害なのです。

適応障害の特徴の一つは、ストレスの原因が明確であること。人によって原因はさまざまですが、明確な原因があって、それに対する過剰な反応が起こっている状態が適応障害なので、ストレスのもとから離れると逆に体調は良くなります。これも、適応障害の特徴です。

ビジネスパーソンの場合、適応障害の原因で多いのは、職場の人間関係、過重労働、仕事のミスマッチです。なかでも特に多いのが、人間関係です。対上司、対同僚のほか、最近ではカスハラ（カスタマーハラスメント）というワードがすっかり定着してしまったほど、顧客からのクレームや言動に悩んでメンタル不調に陥る人も増えています。

一方、転職市場は売り手市場になっているなか、以前に比べると自分の希望する仕事を選びやすくなってきているため、仕事のミスマッチが原因で適応障害になるケースは減っている印象があります。それでも、入社直後や異動直後、転職したばかりの人が、自分がそれまでやってきたこととは違う仕事を任されたり、新しい企業文化になじめなかったりして心身が疲弊することはよくあるパターンの一つです。

責任感の強い人、相談下手な人は特に注意

先日、ある企業で産業医面談を行ったときのこと。

その社員の方は、自分がまかされているあるプロジェクトのことを考えると泣いてしまうといって、面談の場でもずっと涙を流していました。ただ、泣きながらも「投げ出すわけにはいかないので今は休めません。働きたいです」と繰り返していて、今は休みたくはない、このままプロジェクトをやり遂げたいという意思は明確でした。

人事の方を経由して職場での様子を確認したところ、仕事中に涙が出たことはないという話でしたので、このときには上長にフィードバックして、フォローしてもらうことを条件に一旦様子を見ましょうということになりました。

この方のように、つらくてもギリギリまで頑張ろうとしてしまう方は多いです。

適応障害は誰しもなる可能性のある病気ですが、特に、**責任感が強くてまじめな方、周りの人に相談したり助けを求めたりするのが苦手な方**がなりやすいように感じます。そうした方は、すべてを自分一人で抱え込んでしまいやすく、自分のキャパシティを超えたときに心のバランスを崩してしまうのです。

また、その人の性格だけではなく、周りの協力を得られにくい職場でも、一人で抱え込みやすく、適応障害を発症しやすい傾向があります。

適応障害の４つのサイン

適応障害が生じる原因は人によっていろいろですが、表れる症状はだいたい一致しています。私が診察のときに必ず聞くのは、次の４つです。

「食事はとれていますか？」
「眠れていますか？」
「休みの日はどうやって過ごしていますか？　出かけていますか？」
「土日にも気分が落ち込むことはありますか？」

食欲がなくなることは健康な人でもときにあると思いますが、体重が減るほど食事がとれなくなるのはやはり問題です。

実は私自身も、クリニックを立ち上げるときに適応障害になりました。産業医の仕事を続けつつ、併設するフィットネスジムも同時に立ち上げたので、やるべきことも考えるべきことも多すぎて、参ってしまったのです。

当時は、医師である自分がフィットネスジムまで立ち上げるなんて、うまくいくわけがないじゃないか、と不安にもなりましたし、ノウハウはないので初めてのことの連続。

「明日は何をしよう？」「どの問題から片づけよう？」と一日中絶えずフルに頭を働かせている状態になり、夜は眠れず、食事量も減って、気づけば体重が10キロほど落ちていました。

ただ、自分自身も〝患者〟になったことで、いい勉強になりました。自分でいうのもなんですが、体力にも気力にも自信のあった自分でも適応障害になったのです。やっぱり誰しもなり得るのだと分かりましたし、この経験がきっかけで、睡眠の大切さが身に染みて、眠れないときには素直に薬に頼ろうと睡眠薬を使うようになりました。

適応障害になると、よく表れやすい症状の一つが不眠です。

夜布団に入ってからも、仕事のことを考えてしまってなかなか寝つけなかったり、眠りが浅くなって夜中に何度も目が覚めて、寝たと思ったら仕事の夢を見てしまったり。そして、十分な睡眠が取れていないために朝起きれず遅刻する、翌日の仕事中に眠くなって気づいたら10分ぐらいボーッとしていた、ミスが増えた、といった問題が出てきます。

あるいは、仕事から帰ってくると倒れ込むように寝て、深夜の２時、３時にパッと目が覚めて、慌ててシャワーを浴びる……というような生活になり、どんどん生活リズムが崩れていく人もいます。

また、適応障害は、ストレスのもととなるものから離れると体調が改善するので、軽症の場合は、土日には気持ちが上向きます。ところが、適応障害が深刻になると、週末にも月曜日から始まる仕事のことをずっと考えてしまい、出かける気にもなれず、家でずっとゴロゴロと過ごすようになっていくのです。日曜の夜は心配のあまり眠れず、そのまま朝を迎えて、重い体を引きずるようになんとか仕事に行く……という人も。

そのほか、**適応障害ではストレスのもとから逃避する行動も出やすいです。**

例えば、職場が原因の場合、出社しようと電車に乗るだけでドキドキする、さらに進むと、会社の入り口に立つと心臓がバクバクしてどうしても一歩踏み出せなくなることもあります。ストレス源にさらされると調子が悪くなるために、それを避けようという行動が出るのです。

食欲が減って体重も減っている、夜眠れなくて仕事に支障が出始めている、以前は楽しかったことを楽しめず休日に出かけなくなった、休日にも仕事のことを考えて憂鬱になる、出社ができない――。

ストレスのありかが思い当たり、こうした症状が出ているときには適応障害が強く疑われるので、もう休んだほうがいいタイミングです。少なくとも専門家に相談するタイミングだということは覚えておいてください。

適応障害からうつ病になることも

適応障害になっているのに、ストレスにさらされたまま耐えていると、脳が疲弊してセロトニンやドーパミン、ノルアドレナリンなどのホルモンの分泌が低下していき、うつ病に移行していくこともあると言われています。

うつ病と適応障害は似ている部分もありますが、また別の病気です。

次の9つの症状のうち、「1」か「2」を含む5つ以上の症状がほぼ1日中、毎日、2週間以上続いていると、うつ病と診断されます。

1　抑うつ気分
2　興味・喜びの喪失
3　体重（食欲）の減少または増加
4　不眠または過眠
5　焦燥（イライラしたり落ち着きがなくなったりすること）、制止（話し方や動作が遅くなること）
6　易疲労感（疲れやすくなること）
7　無価値感・罪責感
8　思考力・集中力の減退
9　自殺念慮・自殺企図

適応障害でも、気分が落ち込んだり、不安になったり、以前は楽しいと思っていたことが楽しめなくなったりと、「うつ状態」にはなります。不眠やイライラといった症状も起こります。そのため、クリニックに相談に来られた適応障害の方が、「私はうつ病でしょうか……」と勘違いされることはよくあるのです。

ただ、大きく違うのは、一つは、**適応障害のほうがストレスの原因がハッキリしていること**。うつ病ではハッキリとしたきっかけはなく発病することが多いのです。それは、双極性障害（躁うつ病）やパニック障害も同じです。

例えば、パニック障害では、突然何の脈絡もなく動悸がしたり、呼吸困難に陥ったり、いわゆるパニック症状が出ます。適応障害でも、電車に乗ろうとしたら動悸が高まる、会社の前に立つと心臓がバクバクしてくるなど、パニック症状は出ますが、仕事が連想されて体調が悪くなるわけで、何の脈略もなく症状が出るわけではありません。

働いている人のメンタル不調の場合、職場の人間関係や仕事量、仕事内容の変化など理由が明確なことが多いです。だからこそ、ほとんどが適応障害だと考えています。

そして、**適応障害であれば、ストレス源から離れることが治療になります**。ストレスが解消されれば、６か月以内には症状が良くなります。その点も、うつ病や双極性障害などとは異なります。うつ病、双極性障害といった精神疾患は、もっと長く付き合っていく病気なのです。

適応障害はストレス反応として起こる〝急性〟のメンタル不調であって、クリニックで診ている患者さんは、皆さん、3か月ほどで治療を卒業していきます。早い人であれば、1か月や2か月で良くなり、元の生活に戻ることができます。

ただし、何の対処もせずにいると、脳そのものが疲弊して他の精神疾患に移っていくこともあるので、軽んじてはいけません。病気ですから、やっぱり治療が必要なのです。その第一歩は、適切なタイミングで「休む」ということです。

周りから見ても「いつもと違う」

適応障害になると、周りから見ても「ちょっとおかしいな」「何かいつもと違うな」と気づくところが出てきます。

元気がなさそう、イライラしてそう、疲れてそうといったことのほか、睡眠が乱れて朝決まった時間に起きられないために遅刻が増えたり、無断欠勤が増えたり、その反面、残業や休日出勤が不釣り合いに増えたり。また、髪型や服装などの見た目に「あれ?」

という部分が出てくることもあります。仕事のなかでは、ミスが目立つようになったり、報告や相談、職場での会話がなくなったり、返事が単調になったり、逆に多弁になったりという変化も、メンタル不調のサインの一つです。

私は産業医として管理職の方を対象にメンタルヘルスケアセミナーをさせていただくことがあります。そういうときには**「気づいて、聴いて、つなげてほしい」**と、いつもお願いしています。

身近な上司の方は、メンタル不調を早期発見する要。部下の様子が「何かいつもと違う」と気づいて、それが業務に影響しているようでしたら、まずは本人からじっくり話を聴いて、人事や産業医につなげていただきたいのです。

休職は権利であり、義務

適応障害の場合、ストレスから離れることが治療の第一歩であり、休むことが治療になる、と書きました。それでも、休むという選択肢をとることは勇気のいることだと思います。特に数日間の有給休暇ではなく、月単位の休職となるとためらう人は多いでしょう。

でも、働く人にとっては**体調を整えるために休むことは「権利」**であり、企業にとっては**従業員の健康を守るために休ませることは「義務」**なのです。

そもそも休職とは、雇用契約は維持したまま、一定期間、労働の義務を免除してもらうことです。労働基準法などの法律に定められているわけではなく、あくまでもそれぞれの企業が就業規則で定めているものですが、多くの企業では、「体調不良などで働くことができないときには休みましょう」というルールを設けています。

例えば、厚生労働省が公表しているモデル就業規則には、次のような項目があります。

（休職）
第9条　労働者が、次のいずれかに該当するときは、所定の期間休職とする。
①業務外の傷病による欠勤が＿＿か月を超え、なお療養を継続する必要があるため勤務できないとき

――年以内
②前号のほか、特別な事情があり休職させることが適当と認められるとき
必要な期間

（厚生労働省「モデル就業規則　令和5年7月版」より）

つまり、体調不良で仕事ができないということは、就業規則上の労働契約をそもそも果たせないわけですから、しっかり休んでまずは体調を整えましょう、ということです。
一方、企業側には、労働者の心身の健康と安全を守るために配慮しなければいけないという「安全配慮義務」が法律で課されています。

労働契約法　第5条（労働者の安全への配慮）
使用者は、労働契約に伴い、労働者がその生命、身体等の安全を確保しつつ労働す

ることができるよう、必要な配慮をするものとする。

労働安全衛生法　第3条（事業者等の責務）
事業者は、単にこの法律で定める労働災害の防止のための最低基準を守るだけでなく、快適な職場環境の実現と労働条件の改善を通じて職場における労働者の安全と健康を確保するようにしなければならない。また、事業者は、国が実施する労働災害の防止に関する施策に協力するようにしなければならない。

健康問題を抱えている従業員がいれば、会社は安全配慮義務を果たさなければなりません。そのため、そのまま働き続ければさらに健康を害するリスクがある人には、産業医などを通して「一旦休んで、しっかり体調を整えてから戻ったほうがいいのではないですか？」と休職を提案するのです。

この安全配慮義務は、会社の規模は関係ありません。たとえ、従業員50人未満の産業医の選任が必要でない小さな会社でも、安全配慮義務を果たさなければいけないことは同じです。

ですから、どんな会社に勤めている人も、健康上のリスクを抱えているときには休む権利があり、会社は休職を認めて健康を守る義務があるのです。

理由はなんであれ、仕事ができないなら休みましょう

「休職とは」ということをおさらいすると、休職には2つのパターン、意味があります。

①就業規則上の労働契約が果たせない場合は休職する
②法律上の安全配慮義務を果たすために、企業は必要に応じて従業員を休職させる

体の病気で考えてみると、分かりやすいでしょう。

例えば、東京で会社に勤めている人が北海道を旅行中に足を骨折して、そのまま旅先の病院で入院したとします。足を骨折して入院しているわけですから、当然、出社して仕事をすることはできません。つまり、①の就業規則上の労働契約は果たせません。ま

た、②の観点からも、骨折した足で会社に来られては転倒のリスクもあって危ないので、今すぐ東京に戻って出社しろ、なんて話にはもちろんなりません。骨折が治るまで休みましょう、となります。

あるいは、血圧が200ぐらいある人が夜勤のある仕事をしていたとします。そこまで血圧が高いと脳卒中や心筋梗塞を起こすリスクが高いので、産業医としては絶対に見過ごせません。

まずは日中の業務に配置転換することを提案しますが、職場によっては難しいこともあるでしょう。その場合、従業員の健康を守り、労働災害を防ぐには「一旦休んでしっかり体調を整えて血圧を下げてからまた働いてください」と、休職を勧めます。

このように、体の病気であれば、①や②の理由で休職になることはスッと腑に落ちるのではないでしょうか。ところが、ことメンタルの話になると、なぜか躊躇してしまう人が多いのです。日本人はなぜか、心の不調や病気に対しては抵抗感がぬぐえず、自分が悪い、自分のせいと思ってしまう人が多いものです。

でも、**体の病気でも、心の病気でも考え方は同じ**です。むしろ、先の骨折の例であれば、最近はリモートワークが広がっているので、骨折していても家で働けるなら働いていいですよ、と逆に休職にはならないかもしれません。

いずれにしても、体調不良のために仕事ができず、そのまま働き続けたら健康が損なわれるリスクがあるのなら、ひとまず休みましょう。その体調不良の原因が何であれ、です。

極端な話、上長のパワハラであろうが、親の介護が大変であろうが、転職したばかりで環境や仕事になじめないでいようが、同じなのです。理由は何であれ、例えば眠れないという事実があって、そのせいで朝起きられない、日中にウトウトしてしまうなど仕事に支障が出ているのなら、就業規則上の労働契約を果たせません。また、寝不足の状態で出社されれば危ないですし、気分の落ち込みなどがさらにひどくなると最悪のケースにつながる恐れもあります。そうしたことを考えると、会社としても困ります。

ですから、**理由は何であれ、これまでと同じように働けない状態があるのなら、休みを取って心と体を整えることが先決**です。

第３章

怖がらないで、ためらわないで

「休職」にほっとする人、拒む人

産業医面談やクリニックの診察室で「体調を整えるために、お休みしたほうがいいと思いますよ」と休職を勧めると、反応は大きく2つに分かれます。

自分自身でも休んだほうがいいだろうなと感じていて背中を押してもらいたかった方は、「お休みしたほうが〜」と伝えると、ほっとされるようです。一方で、「休むなんてとんでもない！」という反応の方もいます。

先日も、ある会社で産業医面談を行ったところ、その社員の方は、家に帰ってもずっと仕事のことを考えてしまう状態で精神的に疲れ切っているものの、「せっかく任せてもらった案件ですから！　今、休むなんてあり得ません！」と頑なに休職は拒否されました。どう見てもギリギリの状態ですから本来は休んだほうがいいのですが、どうしても本人が首を縦に振らないので、このときには職場に配慮を求めるとともに、本人には心療内科にかかってもらい、主治医のサポートを得ることにしました。

「休むなんて」という反応の裏側には、いろいろなパターンがあります。**責任感から、仕事を途中で投げ出したくないという気持ちが強い人**もいれば、**単純にどうすればいいのかわからなくて休むことに戸惑いを感じている人**もいます。

休んだあとにどうすればいいのか、本当に休んでも大丈夫なのか、そもそも自分は休んだほうがいい状態なのか――。どうすればいいのか分からないけれどしんどい、つらい……と、クリニックに駆け込んで来られる方はたくさんいらっしゃいます。

「今までこうした経験はありますか？」と聞くと、「ありません」と返ってくることがほとんどですから、初めてのことに戸惑うのは当然のことです。

頑張りが足りない？

朝会社に行こうとすると具合が悪くなる……とクリニックに相談に来た方に、詳しくお話を伺って、「それは適応障害という病気ですから、一旦休ませてもらって、環境を見直すとともにしっかり治療して体調を整えたほうがいいと思いますよ」とお伝えしたとき。

「いや、でも……。自分の甘えなんじゃないでしょうか」

「以前も似たようなことがあって、そのときには何とか乗り越えられたので、今回も大丈夫だと思うんですけど……」

といった会話が診察室でなされることはよくあります。

適応障害を発症していても、**自分では病気だと気づかないことは少なくない**のです。「もうなんだか調子が悪い、つらいとは思いつつ、病気であるという自覚はないので、「もう少し頑張ればなんとかなる」「自分の頑張りが足りないんだ」「休みたいなんて、ワガママじゃないか」などと思って自分自身を追い詰めてしまうのでしょう。

心は目に見えません。そのため、どこからが病気で、どこまでが努力でカバーできる範疇《はんちゅう》なのかという線引きは確かに難しいものです。

だからこそ、それが異常なのか異常じゃないのか、休職が必要なのか必要じゃないのかの判断は、医師にゆだねてください。専門家でなければそのジャッジはできません。

案外、気にしているのは自分だけ

周りの人に迷惑をかけてしまう――。

医師として休職を勧めると、そう心配される人も多いです。特に、小規模の会社に勤めている方は、周りに前例がなかったり、チームの人数も少なかったりして、「同僚に迷惑がかかるから」と、より躊躇される印象があります。

でも、私の経験上、その**心配は杞憂《きゆう》に終わることが大半**です。本人は「周りに迷惑をかけてしまうから」とためらっていても、案外、気にしているのは本人だけで、いざ職場で相談してみると、「早く言ってくれればよかったのに」といわれて、トントンと進んでいくことがほとんどなのです。

規模の大きい会社ほど、人事や産業保健機能がしっかりしていて、就業規則での休職や復職のルールも明確な一方、会社の規模が小さくなればなるほど、そのあたりが曖昧《あいまい》になりやすいという現実はあります。

ただ、小さい会社の良いところは、距離の近さです。上司、あるいは経営陣との距離が近いからこそ、話し合いによって柔軟に物事が進んでいきやすいのです。

30人規模の会社で働いていた方の話です。2つのプロジェクトを任され、キャパオーバーに陥っていました。

特に一方のプロジェクトが重荷になっていて、「しんどい……」と精神的に不調をきたしつつも、「途中でプロジェクトを投げ出したら他の人に迷惑がかかっちゃう。それだけは避けたい」という一心でなんとか仕事を続けていました。ただ、普段のその人だったら事前に気づくはずのケアレスミスをしばしば起こしていました。

そのまま働き続ければ体調は悪化するばかりです。主治医として、「上長に相談して、一方のプロジェクトを巻き取ってもらうなど、何かしらの方法をお願いしたほうがいいですよ」とアドバイスしたところ、数日後、その方は意を決して相談に行かれました。

2週間後の診察の際に話を聞くと、まさに「早く言ってくれればよかったのに」という雰囲気だったようで、すぐに上長が一方のプロジェクトを引き継いでくれたそうです。この方の場合は、重荷が減ったことでそのまま働けそうということでしたので、休職には至らなかった事例ですが、小さい会社ならではの距離の近さと柔軟さでポンポンと対応が進んだケースでした。

また、小さい会社ほどルールが曖昧という点では、休職や復職の仕方が分かりにくい面もある一方で、曖昧だからこそ手順に縛られない良さもあります。例えば、就業規則には私傷病による休職は3か月までと書かれていたとしても、杓子定規に3か月で復職を求められるわけではなく、体調が良くならなければ3か月を優に超えてもそのまま休職していることも、小さい会社ほどよくある話です。「明日から休んでいいよ」という社長の一言ですぐに休職が決まる、なんてことも。

さらに、みんなが顔の見える距離で働いているからこそ、一人が体調不良で休職することになったときに、「こういうことはまた起こるかもしれないから」と、会社の就業規則を見直すきっかけになることもあります。

このように、必ずしも**規模の小さい会社ほど休みにくいということはありません**。ただし、話し合いで柔軟に物事が進みやすいというメリットが活きるのは、それまでの信頼関係があってこそ。まじめに働いている姿を近い距離で見ているからこそ、周りの人も「早く言ってくれれば」という反応になるのだと思います。

「部下の手前、休めない」ときには

「私がいないとプロジェクトが回らない」

「今自分が抜けるわけにはいかない」

産業医面談では、こうした言葉もよく聞きます。体調が悪くなると、視野が狭くなりやすいので、どんどんこうした思考に陥りやすいものです。

メンタル不調が疑われる方の産業医面談が入ったときには、事前情報として、本当に人が不足していて現場が疲弊しているのか、面談者の上長や人事の方の話を聞いておくようにしています。というのは、本人は「自分がいないと」と思い込んでいても、実際はそうでもなく、周りの人で十分にカバーできることは往々にしてあるからです。

現場の上長や人事の方からは、「別に今は抜けても大丈夫ですよ」と、さらっとした答えが返ってくることがほとんどです。

そもそも適応障害を起こしているような場合には、周りも薄々「大丈夫かな」と気にかけているものです。特に、急な欠勤を繰り返していたり、遅刻やミスが増えたりして、パフォーマンスが下がっているときには、周りはやきもきしているかもしれません。一旦しっかり休んで体調を整えて、これまでのように仕事をこなせるようになってから復帰したほうが、同僚の方たちも安心するのではないでしょうか。

それは、部下を抱えている中間管理職の方も同じです。

「部下の手前、休めない」と考えている方は多いですが、チームのリーダーである課長なり部長なりがメンタル不調に陥っているときには、チーム全体が長時間労働を強いられて疲弊していることがほとんどです。そのなかで、責任感の強いリーダーが一人で背負い込みすぎて心身に不調をきたしてしまうというパターンを多々見てきました。

その場合、部下の人たちも状況をよく分かっていますから、**むしろ「早く休んでください」と思ってくれている可能性が高い**です。

ただ、そうは言っても、チームとして仕事は進めなければなりません。そこで、「部下に悪い」「部下の目が気になる」などと休むことをためらっている方には、「チームで考えましょう」とお伝えしています。

例えば、Aさん、Bさん、Cさんという3人のチームだとしたら、体調不良に陥っているAさんがまず先に休み、その間はBさんとCさんでなんとか頑張ってもらう。そして、Aさんが戻ってきたらCさんの仕事を振り分けて、Cさんに少し休んでもらうといったことを繰り返すのです。そのときに「上司だから休めない」と気負う必要はありません。上司も部下も関係なく、チームのメンバーを巻き込んで対応しなければ現実問題うまくいかないと思います。

健康とキャリアの話は切り離して

休職をためらう気持ちのなかには、待遇やキャリアについての心配もあるでしょう。

休んでいる間にポジションがなくなるんじゃないか。

復職後に降格されないか。

仕事を減らされたりしないか。

人事評価に響かないか。

いろいろと心配する気持ちは分かりますが、そういったことはまずありません。休職を経て体調が回復したら、**もといた部署・ポジションに戻るのが一般的**です。

もしもメンタル不調を招いた原因が、職場の人間関係や仕事内容にあるような場合には本人との相談のうえで異動して再出発という選択肢もあります。また、本人が「今の役職は自分には荷が重いので外してほしい」などと職場に相談して、役職を降りるケースは見聞きしますが、それ以外では、元のポジションに戻るのが基本です。

復職後にプロジェクトから外されるんじゃないか、責任のある仕事を任されなくなるのではないかといった心配も必要ありません。

体調を整えるという意味で、復職後の１か月ほど、産業医が就業制限をかけることはあります。例えば、他の人のサポートに回ってもらう、時間外労働を禁止するなど、まずは一定の制限のもとに働いてもらって、健康的に働けるかどうか様子を見るのです。でもそれは、あくまでも復職直後の一時的なものです。

人事評価にしても、メンタル不調であれ、その他の病気であれ、**休職を理由に低い評価をつけることはNG**です。労働契約法の第34条には、人事考課・査定は公正に行わなければならないという「公正査定義務」が定められています。体調不良を理由に評価を下げることは、この公正査定義務違反になる恐れがあります。

そのため、ほとんどの企業では、休職者は人事評価の対象外とする、勤務した期間のみ評価の対象とするといったルールのもとで公正に評価を行っています。

ある企業は、年に1回評価を行い、評価対象となる期間中ずっと休職している人は評価の対象外として、1か月でも勤務実績があればその期間のみを評価するというルールだそうです。つまり、対象期間中にたとえ3か月なり半年なり休職していたとしても、そのことを理由に低い評価をつけることはNGで、あくまでも休職前、復職後のパフォーマンスで評価をする、とのこと。

キャリアのことを考えるなら、休職することよりも、不調を抱えながらパフォーマンスが下がった状態で働き続けることのほうが、よっぽど評価に響きます。

営業の方の場合、休職したら自分のテリトリーを取られてしまうから、と休職に踏み切れない方もいます。でも、体調が悪いまま、顧客を抱え込んでいても、営業成績は上がらないのではないでしょうか。

それよりも、一旦、上長に代わってもらって、チームのメンバーに割り振ってもらい、自分はしっかりと休む。そして、体調が回復して職場復帰したら、また自分に戻してもらうほうが、自分自身にとっても、チームにとってもいいはずです。

大前提として、休職はあくまでも体調を整えるためのブランクです。体調不良があり、それが仕事に支障をきたしているから休みを取って体調を整えましょう、ということ。そうシンプルに考えて、キャリアの話は一旦置いておきましょう。

健康の話とキャリアの話は切り離して考える。これはとても大事なポイントなので、産業医面談でもクリニックの診察室でも繰り返しお伝えしています。

「診断書が出ているのに休ませない」はもはやブラック

職場の人間関係、それもパワハラ気質の上司が原因で心身が疲弊した場合など、たとえ、適応障害などと診断されて「休職が必要」という診断書が出ても上司は休ませてくれないのではないか……、と心配になることもあるでしょう。

でも、企業には安全配慮義務がありますから、**休養が必要という診断書が出れば、必ず休む方向で話が進みます**。企業は、従業員の健康を守らなければいけないからです。

いまどき、診断書が出ているのに休めないという会社があれば、「労働基準監督署に通報されませんか？　大丈夫ですか？」と、こちらが心配になってしまいます。それほど、診断書を出しても突っぱねられるケースはごくまれ。休職前の引継ぎのために、1週間ほどラストスパートのようになるというパターンはありますが、休めないということはまずありません。

ですが、先日はこんなケースがありました。

過重労働で体調を崩されて、私のクリニックに相談に来られた患者さんです。適応障害で休養を要する状態でしたので、その旨を診断書に書いてお渡ししました。その診断書を会社に提出したところ、「1か月後には退職してください」と告げられたのです。

労働基準法第19条には、使用者は、労働者が業務上負傷したり病気にかかったりして療養のために休業する期間や復帰後30日間は解雇してはならない、とあります。

また、労働契約法の第16条では、「解雇は、客観的に合理的な理由を欠き、社会通念上相当であると認められない場合は、その権利を濫用したものとして、無効とする」と、不当な解雇は無効になりますよと定めています。

この方の場合、一定期間の療養を行えば職場復帰できるのですから、ただ適応障害になったというだけで辞めさせるのは解雇権の濫用にあたります。

企業としては、まずはこの方が安全に働けるように配慮をしなければならないのです。それなのに、精神的に疲れて働くことが難しい状況のなか、さらに追い打ちをかけるように退職を迫れば、病状が悪化することは容易に考えられます。いちばん心配なのは、その結果、自殺につながることです。

そうしたリスクがあるにもかかわらず退職を迫ったとなると、**企業側は、安全配慮義務違反で損害賠償責任を負う可能性も十分にあり得ます。**

「法律をすべて無視した対応を取ってくる企業があるのか！」と、このときには驚きました。ただし、これはごくまれなケースです。

自分のクリニックをオープンしてから1年で８００人以上の新規の患者さんを診てきて、そのほとんどが働くなかで適応障害を起こした方々ですが、このように会社側が法律を無視した対応を取ってきたケースはたった数件です。１％もありません。いわゆるブラック企業だと思いますので、働き続けなくて正解だったのかもしれません。

常識的な会社であれば、診断書が出れば休職することができますし、即、解雇という話には決してなりません。そのことは、体の病気に当てはめて考えると、分かりやすいでしょう。

例えば、交通事故で骨折をして1か月入院することになったら解雇された、がんが見つかったらクビになった――なんてあり得ないですよね。それは、メンタルヘルスの問題でも同じです。

会社はあなたが思っているよりも大人です

50人以上の事業所にストレスチェックが義務化されて10年ほどになります。ストレスに関する質問に回答して、その結果がフィードバックされる、あのアンケートです。ストレスチェックも、労働安全衛生法上で定められた、従業員の健康を守るために企業が行うべき措置の一つです。

なぜストレスチェックが義務化されたのかといえば、働くなかでメンタル不調に陥る人、メンタル不調を理由に休職・退職する人が年々増えていたから。そうした状況を改善するために、年1回以上、定期的にストレスチェックという心の健康診断を実施する義務が課されました。

そして、労働安全衛生法で事業者に課されたのは、それだけではありません。ストレスチェックの結果、高ストレスと判断された人が希望すれば医師の面接指導を行わなければいけないこと、そのことによって不利益な取り扱いをしてはいけないこと、さらに、面接指導を行った医師の助言のもとに必要に応じて就業場所の変更や作業の転換、労働時間の短縮、深夜業の回数の減少などの対策をとらなければならないといったことまでが企業側に課された義務です（労働安全衛生法第66条の10）。

メンタル不調を未然に防ぐために、本人に自身のストレス状況について気づきを与えるとともに、ストレスの原因となる職場環境の改善につなげることがストレスチェックの本来の目的なのです。

同じように、職場で、適応障害などのメンタル不調に陥った人が出たときにも、企業は、組織としてどう改善していくかを考えるものです。休職をためらう人から、職場の上司や経営陣から「アイツ、さぼりやがって」と白い目で見られるんじゃないか、復職したときに嫌味を言われるんじゃないか……などといった心配の声が聞かれることもよくありますが、**企業はもっと合理的**です。

病気のせいで仕事の効率が落ちているのだとしたら、そのまま働き続けても生産性は上がりませんから、少し休んで健康を取り戻してからまた働いてもらったほうがいいだろうと合理的に考えます。

同時に、社員がメンタル不調になったことを組織の問題として捉えて、職場のストレスを減らすにはどうすればいいのか、その策を練るはずです。私が産業医として、社員の方の面談や、メンタルヘルスケアに関するセミナーを依頼されるのもその一つです。特に今は、どの業界も人材不足が慢性化している時代。もしもメンタル不調者や休職者が続けば職場の生産性は下がるばかりですから、組織にとって見過ごせない問題なのです。そのため、メンタルヘルスの問題を一社員の問題として放置するのではなく、組織全体の問題として環境改善に力を入れている企業が増えています。

ですから、休むことで後ろ指を指されるのではないかなんて心配する必要はありません。職場に復帰するときにも、元気に戻って来たことを喜んでくれることはあっても、面と向かって**あれこれ嫌味を言うような人はさすがにいない**でしょう。自分の仕事で忙しいでしょうし、社会人ですから、少なくとも**メンタル不調で休職していたという事情に気を遣えるくらいには皆さん大人**だと思います。

0・1のまま10日働いても、成果は「1」

「アブセンティーズム」と「プレゼンティーズム」という言葉を聞いたことはありますか？　もともとはWHO（世界保健機関）が提唱した、健康問題に起因したパフォーマンスの低下を表した指標です。健康経営の必要性が増しているなか、注目が高まっています。

アブセンティーズムは、仕事を休んでいる・欠勤している状態のこと。骨折でもメンタル不調でも、理由はなんであれ、欠勤している間は働いていませんから生産性はゼロになります。

一方、**プレゼンティーズムは、何らかの不調を抱えながら働いている状態**のこと。例えば女性の方の場合、生理前のＰＭＳ（月経前症候群）がつらくてその間はいつもより作業効率が下がることもあると思います。あるいは、花粉症などもそうですよね。健康上の問題を抱えたまま仕事をすると、どうしても生産性が下がります。

このプレゼンティーズムとアブセンティーズムが組織の生産性を下げ、コストを上げていることが明らかになっていて、企業や社会に対する損失額がさまざま試算されています。

これは持論ですが、普段のパフォーマンスが「１」で、もしも心身の不調でパフォーマンスが「0・1」にまで下がっているとしたら、10日間働いても成果は「1」にしかなりません。

では、パフォーマンスが下がっていることを自覚して、まずは心身の健康を取り戻すために9日間休み、十分にリフレッシュしてから復帰したら――。

「0×9日＋1×1日」で、「1」です。

同じなのです。であれば、しっかり休んで「1」のパフォーマンスを取り戻したほうがいいですよね。0・1のまま働き続けても、0・1が0・2、0・3と上がることはまずありません。体調が悪いまま働いても、パフォーマンスは下がるばかりです。

中途半端な体調で働くよりも、しっかり治して、**万全の状態を取り戻して働いたほうが結局は効率も生産性も良い**のです。

休んだら、給料はどうなる？

ただ、現実問題として、休んでいる間のお金の問題は皆さん心配されるところです。

特に、若い方で就職のために上京した方などは、「貯金もそんなにないので、働いて稼がないと……」と気にされます。

でも、お金についてもそんなに心配は要りません。会社から給料は出なくても、病気やケガで会社を休んでいる間の生活を守る制度として、**公的医療保険の「傷病手当金」というものがあります**。

連続する3日間を含み、4日以上仕事に就けなかった場合に、4日目から支給され、支給が開始された日から通算で1年6か月の間、もらえます。以前は、支給開始から最長で1年半で、その間に出勤して給与の支払いがある期間があったとしても、その期間も含めて1年半まででした。

例えば、半年休んだあと復職して、3か月間出勤したけれども、再び体調を悪くしてしまってもう一度休職することになったという場合。以前は、傷病手当金が支給される期間は、出勤して会社から給与をもらっている3か月の間も含めて最初の支給開始から1年半まででした。つまり、傷病手当金が支給されない3か月間も含めてカウントされたので、2度目の休職では9か月までだったのです。

でも、2020年7月からルールが変わり、傷病手当金を支給していない期間は含めないことになったので、この例だと、2度目の休職の際も1年間は傷病手当金が支給されます。

傷病手当金の額はというと、人によって変わります。

ざっくりと説明すると、月給の3分の2です。休職前の直近1年間の月給の平均額の3分の2が、傷病手当金として毎月支給されます。

休職に入ると自動的に傷病手当金が振り込まれるわけではなく、書類を揃えて申請する必要がありますが、健康上の理由で休んでいて、ちゃんと通院して治療をしていることが証明できれば問題なく申請は通ります。申請書類には医師が記入する欄もあり、「気分の落ち込みや不眠に対して治療中。上記のため労務不能」などと記入して、これまでに通らなかったことはありません。

事後申請で、毎月申請する人、数か月分まとめて申請する人、復職後にまとめて申請する人と、人によっていろいろですが、申請してから実際に振り込まれるまでには多少のタイムラグがあります。申し込んでから2週間から1か月かかることは念頭に置いておきましょう。

個人事業主の方は別として、会社勤めの方でしたら傷病手当金をもらえるので、「給料がストップしてしまう……」という心配はある程度カバーされます。産業医としても主治医としても、一定期間の休養が必要と判断した方には「お金のことは傷病手当金がありますから、今は体調を整えることを最優先に考えたらどうですか?」と、お伝えしています。

「明日仕事に行けますか?」「前と同じように働けていますか?」

大手銀行の新卒社員の方が私のクリニックに来られたときのこと。法人営業の担当で、知識も経験もないなか毎日お客様のもとに足を運び、商談をしてこなければいけないストレス、ノルマへのプレッシャーなどで適応障害を発症していました。

仕事のことを考えると気持ちが落ち込み、朝起きると吐き気を催してしまう、とのこと。とても仕事を続けられる状態ではありません。目の下にはくっきりとクマができていました。ところが本人は、うつむき気味に「いえ……絶対休めません！　働かなきゃ……」と、力のない声で繰り返しています。

「じゃぁ、明日、仕事に行けますか？」と聞くと、

「行けないです」と首を振ります。

「じゃぁ、どうしますか？」

「休めません」

「では、明日行けますか？　行けませんよね？」

「行けません……」

そんな押し問答を何度か繰り返しましたが、

「あくまでも体調を整えるための休みであって、ずっと休むわけじゃありませんから。会社のほうでは産業医の先生や人事の方が間に入って調整をしてくれますから、その間に、いつでも戻れるようにしっかり体調を整えましょう」

そう話すと、ご本人も内心では仕事に行ける状況ではないことを分かっていましたから、なんとか納得されたようでした。

は次の質問です。

「明日仕事に行けますか？」ともう一つ、休職をためらっている方によくお聞きするの

「前と同じように働けていますか？」

不眠から仕事に集中できなくてミスが増えている、ぼーっとしていることが多い、デスクで泣いてしまう、出勤しようとすると気持ちが悪くなる——。そうしたときには、明日仕事に行ける状況ではありませんし、前と同じように働けているとはいえません。ご自身でも分かっていると思います。

もう少し頑張れば……といった気持ちは一旦置いて、「明日仕事に行けるのか」「前と同じように働けているのか」という2点を冷静に考えてみてください。

休職は長い目で見ればプラスに働くこともある

周りのことを気にして、あるいは自分の今後のキャリアのことを考えて「今は休めない」と思ってしまうかもしれませんが、決してそうではありません。産業医や主治医としていろいろな方に接するなかで、**「あの時、休職して良かったですね」と感じる場面**

は多々あります。

いちばんは、その方が自分自身の体調をコントロールする術を身につけて、ご自身の持っているポテンシャルを発揮しながらキャリアを着実に歩めるようになった姿を見ると、「良かった」と思います。

日本では新卒一斉採用が基本なので、学生生活を終えたらすぐに入社するのが一般的です。そのため、どういう環境であれば自分は健康的に働けるのか、どのぐらいの負荷であれば過度なストレスにならず成長への糧に変えられるのかといったことを把握できている人は少ないと思います。そもそも元気に働いているときには自分が体調不良に陥ることを考えてもいないでしょう。

そういう意味では、休職というブレークは、**一旦立ち止まって、健康的に働く術を身につけるいい機会**になります。働くなかで何らかのストレスから不調に陥ったわけですが、その原因が人間関係であれ、仕事量であれ、仕事内容であれ、もしかしたらまた別の職場でも同じような場面に遭遇する可能性は大いにあります。

でも、こういうときはストレスがたまっているサインだ、こういう状態になると自分はパフォーマンスが下がるんだ、こういうときには自分からSOSを出したほうがいいんだ——といったことが分かれば、困ったときの次の一手を自分で考えられるようになり、自分で問題を解決できるようになります。休職は、正しく休むことで、そういう術を身につける機会になるのです。

また、休んでいる間に改めて自分自身の振り返りを行い、価値観がガラッと変わる人もたくさん見てきました。ガラッと変わったというよりも、もともと持っていたご自身の価値観に気づいたのかもしれません。

今の仕事が合っていなかったと気づき、自ら異動を申し出たり転職したりして、新しい職場で前向きに生き生きと働いていらっしゃる方もいます。

ただし、適応障害を発症して休職し、働き方を変えるということを何度も繰り返すと、自分自身のキャリアも滞ってしまいますし、ただのワガママと受け取られてしまう危険性もあります。だからこそ、休職中の過ごし方がとても大切です。

第4章

で、具体的に
どうすればいいの？

まず相談すべきは、誰？

心身の不調で仕事のパフォーマンスが落ちているとき。まず相談すべきは上長でしょうか、人事や総務でしょうか、それとも産業医でしょうか。

誰に最初に相談してもいいのですが、いちばん相談しやすいのは、**普段からコミュニケーションを取っている上長**だと思います。

上長の方に、シンプルに「体調が悪いんです」と相談すると、時間を取って話を聞いてくれるはずです。どういう状態なのか、何が原因なのか、その原因に対してどんな対策がとれるのかといったことを1対1でじっくりと聞いてもらいましょう。

この段階では、よっぽど切羽詰まっていない限り、診断書はなくても構いません。いきなり診断書を出されると、会社としてはすぐに休職に向けて動かなければならなくなります。診断書を提出する前に、相談というワンクッションを置いたほうが、会社やチームにとっては準備をするゆとりを持てます。

逆に言えば、精神的にギリギリの状態ですぐにでも休みたい場合には、診断書があったほうがコミュニケーションは早いです。

上長に相談してヒアリングをしてもらったら、今度は、その内容をもとに、**上長が人事や産業保健チームにつなげてくれます**。すると、産業医の面談が入って、体調不良なのか、体調不良以外の問題なのか、また、仕事ができる状態なのかどうかといったことをジャッジするという流れになります。

ここで少し注意していただきたいのが、上長のところでストップしてしまった場合です。健康経営に取り組んでいる企業では、管理職の方が社内研修などでメンタルヘルスケアについて学んでいて、企業には安全配慮義務があり、その安全配慮義務を果たすのは管理職の役割であるといった知識を持っています。そうすると、部下から体調について相談されたら、「じゃあ、産業医に相談してきなよ」などとつなげてくれるのです。

でも、そうした職場ばかりではありません。

例えば、上長に相談したら「2、3日有休を取って、休んだら？」と言われて、2日休んだけれど体調不良は変わらず、結局、3か月も半年もずっと体調のことを上長に言い続けていたけれど何も解決しなかった――といった話も聞きます。

適応障害に至っている場合、仕事が始まる月曜日までのカウントダウンが2日間から4日間に増えたところで、あまり変わりません。

また、ストレスの原因が過重労働で、上長に相談したら一つ担当の仕事を減らしてくれたものの、一つ減ったところでまだまだ過重であることには変わらない……といったこともあるでしょう。

上長の采配だけで解決した場合はいいのですが、残念ながら、「俺（私）が何とかするから」と上長が抱えてしまうパターンは失敗するほうが多いです。

上長に相談しても解決しないまま何も変わらないときには、周りを見ましょう。総務や人事の方に自分から相談してください。

上長がストレスのもとだったら？

ストレスの原因が仕事量や時間外労働、クライアントからのプレッシャーなどであれば上長に相談しやすいと思いますが、実は上長との人間関係に問題があるパターンもあるでしょう。その場合、張本人である上長には相談しづらいですよね。

そういうときには、さらに上の上司に相談するか、あるいは総務や人事に直接相談する人が多いと思います。ただ、そのことを知った上長が「なんで、直属の上司の自分にまず言わないんだ⁉」などと、さらに関係がこじれる可能性もあります。

そうしたことを考えると、いちばんのおすすめは、「最近ちょっと具合が悪いので、人事（あるいは産業医）に相談してきました」とだけ、さらっと伝えておくこと。

そもそも上長も、健康問題は専門外ですから、「体調が悪い」と言われてもどうアドバイスすればいいのか、実際のところ困るケースもあります。そうであれば、社員の健康管理のプロである**総務や人事、産業医に直接相談**して、上長には、相談に行く（行った）ということだけ伝えておく。事前か事後かということは、大きな問題ではありません。

そして、**総務や人事に話が行けば、自ずと産業医につながります。**

特にメンタルヘルスの問題は、総務・人事の方にとっても専門家に任せたい領域だと思いますので、早めに相談される印象があります。それは産業医としてもありがたいこと。メンタル不調を放置していると、こじれて悪化しやすいので、専門家の介入は早いに越したことはありません。

産業医は、病院というより保健室

産業医に相談したことのない人は、ハードルが高いように感じるかもしれません。でも、私は、産業医というのは病院よりも保健室に近い存在だと思っています。病院は、健康のプロが揃っているといっても、気軽に相談に行く場所ではありませんよね。明らかな病気を疑うとき以外は足を運ばないと思います。

一方、保健室は、病気とはいえない体調不良でも、ふらっと立ち寄って話を聞いてもらったり、休憩したりできる場所です。

企業内の産業保健チームは、保健室ほどふらっと立ち寄れる存在ではないかもしれませんが、**病院よりはずっと気軽に相談に行きやすい場所**であってほしいと思いながら、いつも産業医の仕事をしています。

特に産業保健師さんもいるところでは、健康に少し不安のある人がメールや電話、対面で気軽に相談をできるなど、まさに保健室のような役割を果たしています。

産業医と、相手が医者となると少し構えてしまうかもしれませんが、私は社員の皆さんにあいさつをするときには「医師ですが、皆さんの悩みを解決する『健康のコンサルタント』のつもりでいますので、本当に気軽に相談しに来てください」と伝えています。

ですから、勤めている企業に産業医がいる場合は、体調のこと、健康のことは、ぜひ気軽に産業医に相談に行ってください。

産業医面談で聞かれること

メンタル不調を抱えている方の産業医面談をするときには、次の3つのことを必ず聞きます。

まずは、そもそも体調不良があるのかどうか。具体的には、ご飯はしっかり食べられているのか、体を動かせているのか、眠れているのか、気分はどうかといったことを伺い、今治療を受けているのかどうかも確認します。

次に聞くのが、仕事の内容です。部署、チーム、勤続年数、人間関係などを聞いて、どんな仕事をどんな環境で行っているのかを把握します。

そのうえで、何がストレスになっているのかを確認します。仕事自体がストレスフルなのか、仕事の量や時間外労働の状況に問題があるのか、それとも、社内外の人間関係がストレスになっているのか。仕事内容と仕事量、人間関係という3つのなかで、どれが一番ストレスになっているのかを聞きます。

この3つを聞いたうえで、最後に質問するのが「明日、仕事に行けますか?」。「行けません」と本人がおっしゃるのなら、理由は何であれ、もう休みましょうという話になります。

「行けます」とおっしゃれば、「何が解決したら、もう少し楽に働けますか?」と聞いて、働き方や職場環境についてもう少し深掘りしていきます。例えば、「人間関係が問題で……」という話であれば、「異動が可能か、会社には聞いてみますが、急には無理ですから、その間にご自身でちゃんと体調を整えてください。そのうえで働いていきましょう」といった流れに。

一方、「働きたいです」とおっしゃる方でも、産業医の立場からはこのまま働かせることはできないなという方もいます。その場合は、クリニックを受診して休職の診断書をもらってくるように勧めることもあります。

いずれにしても、**病院に行くなどしてご自身を整える軸と、職場に掛け合って環境を整える軸**の2つの軸で進めていきます。

こうした内容を30分ぐらいかけてすべて確認して、休職が必要なのかどうか、どんな配慮があれば働けるのかといったひと通りの結論まで出すというのが、一般的な初回の面談です。

「面談の内容を伝えてほしくない」はかえって不利

産業医は、面談を終えたら、「Aさんはこういう状態にあるので、こういう職場環境の改善や就業上の措置が必要ではないでしょうか」という意見書を必ず書きます。

ときおり、産業医面談をしていること自体がマイナスの評価になるんじゃないかと心配される方や、面談で話した内容は個人情報なので会社に伝えてほしくないとおっしゃる方がいます。

大前提として、健康の話とキャリアの話は別です。産業医面談は、健康を守るためのもの。安全配慮義務の一環で行うものであって、キャリア上の評価とは別です。

また、産業医面談での話を会社にフィードバックしないとなると、むしろ、キャリア上の不利になります。

なぜなら、体調不良で仕事に支障が出ているからこそ、産業医面談を行うことになったわけです。それなのに結果を会社にフィードバックしなければ、十分なパフォーマンスが出ていない理由は健康上の問題ではなく、単純にその方の能力に起因することになってしまいます。

あくまでも健康に問題があるためにパフォーマンスが下がっているのであって、体調が戻ればパフォーマンスも戻るので、健康を整えるためにこういう配慮をしてください――という話に進めなければ、困るのはご本人なのです。

ただし、話の内容によっては、ここだけの話にしてほしいこともあると思いますので、面談中に話したことのうち、**どの部分は伝えてどの部分は伏せるかということは、面談のなかでご本人と共有する**ようにしています。また、伝えてほしいことと、伝えてほしくないことの希望も聞きます。そのうえで、「これは伝えておいたほうがいいと思いますよ」ということがあれば、その旨を伝えます。

例えば、うつ病や双極性障害、統合失調症などの病気のために自害や他害の恐れがある場合には、たとえ「話さないでほしい」と言われても、必ず共有します。そうしなければ、職場の安全は保てないからです。

産業医はたいてい、人事の方とやり取りをしていますので、**面談結果をふまえて人事の方に意見書を送り、人事の方から現場に伝えるのが一般的な流れ**です。その際、例えば人間関係のようなセンシティブな話であれば、「このことは人事のところまでで留めてください」といった伝え方をすることはよくあります。

面談で話した内容がすべて筒抜けになるわけではないので、その点はご安心ください。一般的には、「健康情報等の取扱規程」というものが作成されていて、健康情報はあくまでもそのルールに従ったやり取りであることがほとんどです。ただ、「健康上の問題なんだ」ということを職場と共有したほうが、ご自身にとっても働きやすくなるということはご理解ください。

クリニックを受診するタイミングは

心療内科やメンタルクリニックの受診は、産業医への相談以上にハードルが高く感じられるかもしれません。日本人は体の問題であればすぐに専門家に相談するものの、心の問題となると、なぜか躊躇してしまう不思議な傾向があります。

でも、不調が深刻化する前にどうか専門家を頼ってください。上長や人事、産業医に相談する前に行くべきか、あとに行くべきかはケースバイケースです。日頃から上長とのコミュニケーションが良好で気軽に相談しやすい関係であれば、まず上長に相談して、そこから人事、産業医とつながったときに「クリニックも受診したほうがいいですよ」

と勧められるパターンもあります。逆に、先にクリニックを受診して、その主治医の先生から「人事に相談したらどうですか？」「産業医面談もお願いしたほうがいいですよ」などと勧められるパターンもあります。

どちらが先でも構いませんが、間違いなく言えるのは、**心身の不調が仕事に支障をきたし始めているのであれば早めに専門家にかかったほうがいい**ということです。

例えば、気分が落ち込んだり、不安になったりすることは誰にでもありますよね。大事なプレゼンの前日には誰しも不安になってドキドキすると思います。ただ、だからといって、クリニックを受診しようとはなりません。

これは私の恩師であるベスリクリニックの田中伸明先生からの受け売りですが、不安は人間が生きていくうえで絶対に必要なもの。不安があるからこそ、その不安を払拭しようと、人間は努力したり対策したりするからです。仕事のプレゼンも、不安だから事前にしっかり準備をするのであって、もし何の不安もなければ十分な準備をせず、上手くはいかないでしょう。

でも、その不安が強すぎて、ドキドキと動悸がしたり息が上がって胸が苦しくなったりする症状が頻発するようなら危険信号です。不安や気分の落ち込みが週単位で続き、土日も出かける気にもなれない、心配事について寝る前にずっと考えてしまって眠れない、仕事のことがよぎって電車に乗ると落ち着かなくなる――といったエピソードがあったら、もう専門家に相談すべきタイミングです。

また、ストレスがたまると睡眠に影響が出ます。寝つきが悪くなったり、眠りが浅くなったりして、寝坊して始業時間に遅刻するようになった、仕事中に集中できなくなった、疲れが取れず午後に具合が悪くなる日が増えた――。このように「眠れない」という悩みに加えて、仕事上の困りごとが出てきたら、間違いなく専門家に相談して治療が必要かどうかのジャッジを受けたほうがいいタイミングです。

不安にしても不眠にしても**生活に支障を及ぼし始めたら危険信号で、それが2週間続いたら心療内科やメンタルクリニックの受診を考えてください。**ご自身だけで努力をするよりも、専門家のジャッジを受けて、専門家の力を借りながら心身を整えていったほうがいい段階に入っています。

産業医がいない会社は診断書がカギ

ここまで勤め先に産業医がいることを前提に説明してきましたが、産業医のいる企業ばかりではありません。産業医を選任する義務があるのは、常時50人以上が働いている事業所です。そのため、50人未満の職場では、基本的に産業医はいません。割合としては、産業医のいない事業所で働いている人のほうが多いのが現実です。

どんな規模の会社であっても、人を雇って働いてもらう以上、安全配慮義務を果たさなければなりません。産業医は、企業が安全配慮義務をちゃんと果たすためのアドバイザーのような役割です。その産業医がいない職場では、法的には安全配慮義務はあっても、規模が小さくなればなるほど、人材不足でそこまで意識が割けない現実があると思います。

だからこそ、産業医のいない会社に勤めていてメンタル不調に悩んだときには、ご自身がどう動くかがより重要になります。

産業医というアドバイザーがいない場合、社長の一声で休職が決まるなど、どうしても会社の人のさじ加減で対応が決まりやすいもの。そのときにカギとなるのが主治医の診断書です。

私は、主治医としてクリニックで診察した方が、産業医のいない会社で働いている場合、診断書をより詳しく書きます。例えば、次のような感じです。

「2024年〇月〇日当院初診、診察したところ、
気分の落ち込みや不安などの症状が出現しています。
ご本人のお話によると、ここ数か月の仕事業務量が原因と考えられます。
このままだと日常生活と仕事業務に多大な影響を及ぼすと考え、
ご本人にヒアリング実施の上、業務量の調整や時間外労働の制限等の産業保健上のご検討をお願いいたします。」

産業医とは違い、職場を直接見聞きしてはいませんので「ご本人のお話によると」という書き方なり、かつ、最終的には会社で決めてもらうようにしていますが、どういう配慮が必要なのか、なるべく具体的に提案するようにしています。

50人未満の事業所では、会社と調整をしながら安全配慮の方法を考えてくれる産業医がいないわけですから、安全配慮の方法を考えるところまで主治医にお願いすることになります。

ですから、産業医のいない会社にお勤めの方ほど、クリニックを受診する際には、ご自身の状況について働く環境も含めてより細かく医師に伝える必要があります。同時に、クリニック選びもより重要です。診断書の内容次第で会社の対応が変わるので、**ビジネスの現場に精通したクリニックの先生に診てもらうことを強くお勧めします。**

一方で、患者さんの勤務先に産業医がいる場合に、主治医として診断書を書くときには具体的な配慮の仕方は産業医の先生に委ねるようにしています。

というのは、クリニックで患者さんを診ている主治医は、会社の状況までは知りません。産業医として入っている企業で、ときおり「適応障害のため、異動が望ましい」「在宅勤務が望ましい」などと書かれた主治医からの診断書が突然提出されることがあるのですが、そもそも1か月前に異動したばかりで、その人のためのポジションを作ったのに……なんてこともあるのです。在宅勤務にしても、その人の仕事内容や会社の状況によっては不可能なこともあります。

そうした状況も知らずに、「○○が望ましい」と書かれてしまうと、産業医としては困ってしまうのです。主治医は、その方の体調を整えるのが仕事。診察をして「こういう状態なので、休養を要する」という診断書を出してもらえれば、原因についてヒアリングして、どういう安全配慮をすべきかを提案するのは、主治医ではなく産業医の役割です。

頼りにならない産業医だったら

産業医がいる会社に勤めていても、「あの先生、なんだか頼りにならない」「親身に話を聞いてくれないし、会社との調整なんて全然行ってくれない」などと不満に感じている方もいらっしゃるかもしれません。

例えば、過重労働で心身ともにすっかり疲弊して総務や人事に相談したら、「みんな頑張っているじゃないか。つらいのは自分だけじゃないぞ」などと諭され、産業医からも「仕事ですから……」とたしなめられた――など、総務・人事も産業医もまるで昭和の発想のまま、といったこともあるでしょう。

ビジネスパーソンのメンタル不調が増えているなか産業医の需要も増えていますが、産業医の実働数は約３万人といわれていて、不足しています。そのため、病院に勤めながら月に１回だけ副業として産業医業務もしているといった名ばかりの産業医も多いのです。

先日も、私が主治医として診ていた方の会社の産業医の先生は、ある大病院の産婦人科の部長でした。その患者さんは、商社で営業を担当していて、あまりのオーバーワークでメンタル不調に陥って休職していたという女性の方。復職の仕方について相談しようと、主治医の意見書を書いたところ、会社の人事の方は「産業医の先生と直接話してください」と丸投げで、産業医の先生は「メンタルのことはちょっとわからないんです」とのこと。

残念ながら、こういう産業医の先生がいることは事実です。「メンタルのことは専門外なのでわからない」という発言は度々耳にします。

もしも会社の人事・総務や産業医に相談しても「え？」という対応をとられたときには、先ほどの産業医がいない会社勤めの人のパターンと同じで、**ビジネスの現場に精通したクリニックの先生に相談に行ったほうが早い**です。そして、その先生に方針を決めてもらい、診断書を書いてもらって、その診断書をもとにご自身で会社と交渉することをお勧めします。

私も、主治医としての立場でよく経験しています。「産業医はいるんですが……」と困り顔で相談に来られる患者さんも少なくないのです。その場合も、診断書は詳しく書いています。

休職するまでの流れ

休職に至るときには、有給休暇を消化して、病気休暇がある場合にはそれも消化して、それでも体調不良による欠勤が何日か続いて、一旦休職したほうがいいですね、となるのが一般的な流れです。

もちろん有給休暇を何に使うかは個人の自由ですから、病気休暇が十分にある場合には、有給休暇は取っておいて病気休暇から使う人も多いでしょう。このあたりは会社の制度によって変わります。

なお、病気休暇は、傷病休暇、私傷病休暇などとも呼ばれ、法律で定められた休暇とは別に企業が独自に定める特別休暇の一つです。公務員や伝統的な日本の大企業では、病気休暇の日数が長めに設定されている傾向があります。なかには半年近く休めるような企業も。

それぞれの企業の独自の休暇制度なので、有給か無給かもその会社の規定次第です。

ちなみに、国家公務員の場合、人事院規則で病気休暇は連続90日まで、と決まっていて、その間の給与は、全額支給されます。

ただし、民間企業では、病気休暇のない企業のほうが多く、厚生労働省が行った「令和5年就労条件総合調査」の結果によると、特別休暇として病気休暇を設定している企業は全体の2割でした。1000人以上の大企業でも4割弱ですから、病気休暇がある企業のほうがまだ少数派です。

何日休めるの?

休職しましょうという話になったとき、クリニックに相談に来た方から「何か月休めますか?」と質問されることがありますが、主治医には分かりません。

なぜなら、休職が何か月まで認められるかは企業によって異なるからです。ご自身が勤める会社ではどのぐらいの期間、認められているのかは、就業規則をご確認ください。

多くの場合、「勤続1年以上3年未満は3か月、勤続3年以上5年未満は6か月、勤続5年以上10年未満は1年、勤続10年以上は1年6か月」などと、勤続年数によっても変わります。

いろいろな企業のケースを見ていると、スタートアップ企業では１か月程度と短く、大手企業では病気休暇に加えて１年半までという設定が多いです。

ちなみに、役員クラスとなると、現実問題として１か月の休職も難しいでしょう。以前に、ある大手企業の専務の方が、心の調子を崩して、私のクリニックに相談に来られたことがありました。誰もが知る企業の専務という立場でしたから、プレッシャーも並大抵のものではないのでしょう。

ただ、そのときにも長期の休職は難しいという話になり、１週間だけしっかり休んで仕事を再開するという形に落ち着きました。現場の社員には休んでいることを知られないように細心の注意を払った一方、社長をはじめ、周囲の方にはしっかり相談して、調整を行ったうえで休みに入ってもらいました。

同じように、スタートアップ企業の代表や役員クラスの方も、プレッシャーからメンタル不調に陥る方もいますが、やはり現実問題として１か月単位での休職は難しいので、週単位での休職になります。

ただ、たとえ短くても、一旦仕事から離れることによって体力的にも回復しますし、精神的にも一度リセットした状態で仕事を再開することができます。数日間の休職では短すぎますが、週単位であれば意味があります。経営幹部でどうしても休めないという方は、なんとか1週間の休みを確保していただければと思います。

さて、経営者や役員クラスの方はさておき、**一般的には、短くても1か月、長ければ1年半といった休職**が認められます。

1か月と聞くと、たった1か月で体調は戻るのかなと心もとなくなるかもしれません。一方、1年半の休職が認められている企業では、病気休暇と合わせると2、3年休めることもあります。長く休める安心感がある反面、長く休めば休むほど会社に戻るのが不安になる方は多いです。実際、休職期間が長くなるほど、再発率が高くなるという現実があります。

ですから、休職期間が短くても長くても、休み方が大事です。休職中の過ごし方によって、スムーズに復職できるかどうかが変わります。

「とりあえず診断書もらっとこう」は絶対ダメ！

メンタル不調を理由に休職するにあたって、必ず医師の診断書をもらってきてくださいと言われる企業もあれば、必要としない企業もあり、このあたりも企業によってさまざまです。

いずれにしても、休職の診断書は、実は思いのほか簡単に入手できます。

試しに、「メンタル　休職　診断書」とインターネットで検索してみてください。「すぐに診断書が欲しい方」「即日発行可能」などの文言とともにたくさんのメンタルクリニックのサイトがヒットします。

なかには、ほんの数分のオンライン診察で診断書を作成してくれて、ＰＤＦで送ってくれるというクリニックも。外出するのも億劫なほど具合が悪く、今すぐにでも休みたいという方にとってはとてもありがたいサービスかもしれませんが、診断書の作成が、医療というよりもビジネスになってしまっていないか、危惧しています。

この本を手に取ってくださった方は違うと思いますが、休職の診断書が簡単に手に入ってしまうからこそ、安易に休職を考えてしまう人もなかにはいるのです。

私のクリニックにも「薬とかは要りませんから、休職の診断書を書いてください」と、診断書だけを求めて来院する方がたまにいます。医師としては、ご自身が抱えている心身の不調は解決しなくていいのか心配になりますが、そういう方は初診で来たきり、再診で来ることはありませんからどうしようもありません。


医師の側にも問題があり、3分診療で手短に話を聞いて薬を出してすぐに休職の診断書を出してくれるような先生も実際にいます。働く人のことを本当に考えているかというと、決してそうではないでしょう。

仕事をしていない方であれば、睡眠薬や抗不安薬などの薬を使って体調を整えるだけでも、生活が安定するかもしれません。でも、ビジネスパーソンの場合、それだけでは足りません。

働いている人が適応障害になって休むことになったときには、**薬で体調を整えることも必要ですが、それだけでは問題は解決しない**のです。休んだあとにどう仕事に戻るのか、戻ったあとにどう働くのかという議論なしには、休めたのはいいけれど戻れない……という事態になりかねません。そして、そのまま会社を辞めざるを得なくなることもあります。

休職は「解雇の猶予期間」になる危険性も

働く人（労働者）の病気は、法律上、「労働災害（労災）」と「私傷病」に分かれます。労災は、業務が原因で生じたケガや病気のこと。労災の場合は、治療のために休職している期間と復職後の30日間は解雇してはいけない、と労働基準法ではっきりと定められています。

業務のなかで病気やケガを負ったのだから、たとえ、そのために就業規則上の労働契約が果たせなくなっても、そのことを理由に解雇してはいけませんよ、と法律で守られているわけです。

一方、業務が原因とは認められない私傷病では、労働契約を果たせなくなった場合、解雇の理由になり得ます。ただすぐに解雇をすれば、企業は解雇権の濫用や安全配慮義務違反に問われかねません。そこで、解雇を一定期間猶予しますから、その間に体調を整えてくださいね、というのが休職制度です。

つまり、**私傷病による休職は、解雇の猶予期間になる危険性もある**ということ。休職をしている間、つまり、解雇を先延ばししてもらっている間に、休職の原因となった不調を解消し、仕事ができる状態にならなければ、労働契約を果たせないわけですから契約解消といわれても仕方がないのです。

メンタル不調の場合、大半が労災ではなく私傷病になります。

精神障害の労災認定も年々増えてはいます。ここ数年、認定数は過去最多を更新し続けていて、過重労働だけではなく、パワーハラスメントやセクシャルハラスメントが原因の精神障害も労災認定されていることは事実です。

それでもなお、ハードルは高い。労災認定されるまでには時間がかかりますし、心身がつらいなか、証拠となるデータを集めるのも大変です。私のクリニックの患者さんのなかにも弁護士を雇って裁判をされている人もいますが、やはり容易ではないようです。

「職場が原因で適応障害を発症したのに、どうして労災として認められないの？」と悔しく思うかもしれません。でも、同じような労働環境や業務量であっても、健康を害さない人もいます。もしも完全に職場環境が原因であれば、全員が心を病むはずです。そうではないということは、厳しい言い方にはなりますが、その人が適応できていないために病気になったという側面があるわけですから、私傷病となってしまうのです。

そして、メンタル不調は私傷病として扱われるからこそ、就業規則で定めた休職期間を過ぎてもなお体調が整っていない、活動もできないという状態であれば、退職という話が出てしまうのは致し方ありません。

ただ休むのではなく、適切な休み方を

実際、産業医として何度か経験しています。

あるときには、社員の方から突然「休職が必要」という診断書が提出されました。その方がどういう診察を受けたのかは分かりません。でも、たとえ3分ぐらいのオンライン診療で作成された診断書だったとしても、もしもそのまま働かせてさらに体調が悪く

なったら企業側が安全配慮義務違反に問われます。そのため、休職の診断書が出た以上は、速やかに休職に入ってもらうしかなく、産業医面談も行わないまま、その方は休職することになりました。

そうしたら、その2週間後には復職可という診断書が主治医から出されたのです。さすがに早すぎるのではないかと思い、ご本人に治療の状況を聞いたところ、薬物治療も受けていなければ、生活指導も何もない、と。休んでいる間、復職に向けてしていることは特にないと聞き、産業医としては復職できる状態ではないと判断し、そのときには復職は見送られました。

結局、2か月後に、体調も生活リズムも整ってきたので復職可能と判断して、元の職場に戻ってもらったのですが、しばらくするとまた具合が悪くなり、休職の診断書が出て、再び休むことになったのです。その後も本人がどのような改善を試みているのかもわからないまま、その会社の就業規則で定められた休職期間が満了し、そのまま自然退職となりました。

こうしたケースは、いちばん残念です。本人にとっても時間を無駄にすることになりますし、会社にとっても社会にとってもマイナスです。

診断書が出れば、休むことはできます。でも、「診断書を提出しておけばいくらでも休める」と安易に考えることは危険です。

安易な診断書で休職に入って、**ただ休むだけで何の対策もしなければ、一時的に体調は良くなっても他は何も変わりません**。そうすると、仕事に戻ったときに、また同じような問題が生じ、ストレスをためて病気が再燃しやすいのです。

私は、主治医として関わるケースでも、薬や生活習慣指導で体調を整えるだけではなく、診察のなかで、会社とはどんなコミュニケーションを取っているのかも必ず聞くようにしています。「職場環境は整いそうですか？」「復職の時期については話し合っていますか？」などと確認して、もしまだ話し合っていないようであれば、会社の総務・人事の方や産業医の先生と連絡を取って戻り方について話し合うことを勧めます。

心身が疲れたときには、一旦立ち止まって休むことが必要です。でも、その休んだ時間を無駄にしてほしくはありません。

ストレスの原因となった仕事から離れて休むことで体調は整いますが、それだけでは働く環境は整いません。健やかに働き続けるには、ただ休むのではなく、**会社や産業医とつながって、復職に向けて環境を整えながら休む**こと。それが、私が思う〝正しい休み方〟です。

主治医を選ぶときには、診断書の発行の早さではなく、ビジネスパーソンの健康問題に精通していて、会社や産業医とのコミュニケーションの取り方などもアドバイスしてくれるような医師を選んでほしいと思います。おすすめは産業医経験のある医師です。

もしも、いまの主治医が3分診療で薬を出して終わりで、生活指導もなければ、ビジネスの現場にも詳しくないようであれば、迷わず転院しましょう。どうか、正しい休み方をアドバイスしてくれる医師を選んでください。

コラム

「産業医」の役割

始まりは軍隊だった

産業医の仕事は、一言でいえば、その職場で働く人たちが健康的に働けるように管理することです。歴史を遡れば、軍隊の健康管理から始まったそうです。それが時代の変遷とともに工場で働く人の健康管理に変わり、今に至っています。

50人以上の労働者が働く事業所では必ず産業医を選任しなければいけない、と法律上決まっています。さらに、1000人以上の事業所や、よりリスクの高い業務を行う500人以上の事業所では、専属の産業医が必要です。つまり、常勤で働く産業医が必要になります。

専属（常勤）の産業医の場合、1日8時間、週3日勤務が一般的です。規模の大きい事業所では、産業医だけではなく、保健師、看護師や心理専門職なども加わり、産業保健チームとして働いています。

嘱託の場合は、月1回以上訪問し、そのときどきで起こっている問題を解決します。

労働環境の安全衛生についての基準を定めた「労働安全衛生規則」で定められている産業医の仕事は次の9つです。

①健康診断の実施とその結果に基づく措置

②長時間労働者に対する面接指導・その結果に基づく措置

③ストレスチェックとストレスチェックにおける高ストレス者への面接指導その結果に基づく措置
④作業環境の維持管理
⑤作業管理
⑥上記以外の労働者の健康管理
⑦健康教育、健康相談、労働者の健康の保持増進のための措置
⑧衛生教育
⑨労働者の健康障害の原因の調査、再発防止のための措置

具体的に、嘱託の産業医の場合、訪問時に何を行っているのかというと、まず衛生委員会に参加します。これは、50人以上の事業所では設置が義務づけられていて、使用者側と労働者側の代表が集まって、安全安心に働ける環境について話し合う場です。そのなかで労災や長時間労働、休職者の情報を共有したり、産業医から最近の健康分野のトピックスについて衛生教育を行ったりしています。そして、その合

間に休職者の面談を行い、職場をひと通り巡視するというのがルーティンです。

工場などは別にして、一般的なオフィスでは労災のリスクは転倒ぐらいですから、職場巡視では照度や室温は適切か、災害時に物が落ちてくる危険がないかなどを、チェックします。このあたりは産業医でなくても……と思う気持ちもありますが、法律上は産業医の義務となっています。

ただ、今、産業医の仕事のなかで社会的に注目されているのは、やっぱりメンタルヘルスの問題への対応です。働くなかで心を疲弊させる方が増えるなか、メンタルヘルスに精通した産業医が求められています。

中立の立場で〝落としどころ〟を見つける

働き方改革の影響もあり、産業医の役割は非常に大きくなっています。

なかでも、いちばん大切な仕事が、そこで働く人が安全で安心して健康的に働けるよう、企業に「勧告」することです。

例えば、長時間の時間外労働を行っていて、なおかつ、血圧の高い人がいれば、そのまま働いていると心筋梗塞や脳卒中などの血管事故を起こすリスクが高まります。そこで、労災のリスクがあるので働き方を改善してください、と勧告する。ただこの「勧告」という行為は法的にかなり強いものなので、普段は「意見」をすることがほとんどです。

産業医は企業の味方のように思われることもありますが、あくまでも中立の立場です。**企業の利益も守り、労働者も守る**。そのために、労働者の主治医と企業、そして本人の間に立って落としどころを見つけていくのが、産業医の手腕の見せどころです。

最近では、リモートワークという働き方が広がり、休職中の方から「リモートでなければ復帰できません」「リモートなら復帰できます」と言われることがあります。その理由が、「体力的に通勤がしんどい」だったとしましょう。産業医として、その方の体調が悪いこと、通勤が体調に影響することは認めます。でも、リモートワークという配慮をずっと続けるのは雇用契約に反します。

そこで、「最初は、週1、2回はリモートでいいですが、あくまでも、徐々に元の働き方に戻すことが前提だと思いますよ」などとお話をします。そして、もしも1か月経っても元の働き方に戻れそうにない場合は、改めて健康的に働ける状態かどうかを話し合います。

一方で、「抗がん剤治療を受けていて体力的に出社がしんどい」という人に対し、会社が、毎日出社するように命じている場合は、社員の方の状態を説明し、「今は配慮してあげてください」と、企業側を説得するといったケースもあります。

あるいは、「メンタルが崩れるのでリモートワークにしてほしい」と言われたこともありました。確かに、ストレスの原因が特定の人との人間関係にある場合は、リモートワークも使いながらストレスになるべくさらされないようにすることも方法の一つです。

でも、リモートでは、コミュニケーションが希薄になりやすく、メンタル不調の方ほど、分からないことがあっても聞きそびれてしまい、仕事を抱え込んでしまいやすいものです。また、仕事中の様子が見えない分、もしも過度な負荷があったり、調子が悪くなったりしていても周囲の人が気づきにくいというデメリットもあります。メンタル不調の方の場合、基本的には、対面でいつでも相談できる状態で働いたほうが安心して働けるはずです。そのため、「『就業規則のとおりに週5で出社してください』と言われたときにいつでも行ける状態を作りましょう」と指導しています。

最終的に働き方を決めるのは会社ですが、健康上の理由があれば、会社は何かしらの配慮を行います。産業医は、本人の希望や主治医の意見を聞きながら、会社との間に立って、すり合わせをしていくという業務を日々行っています。

疾病利得という落とし穴

こんなケースもありました。

半年前に心臓の病気を発症した方が、夜勤を控えていて「血栓ができるリスクがあるので、夜勤から日勤に配置転換してほしい」と会社に希望を出したのです。そこで、産業医面談をすることになりました。

「主治医の先生はどのように言っているのですか？」と聞くと、

「いえ、会っていません」とのこと。

どうやら主治医に言われたわけではなく、インターネットなどで調べて、「血栓が〜」という話になったようです。

このときには勤務まで時間が差し迫っていたので、産業医判断で、今回は特別に日勤に変更してもらい、その代わり、「次回以降は主治医の診察のうえ、本当に必要かどうか、意見書をもらってきてください」とお伝えしました。


「疾病利得」という言葉があります。ときに、病気であることを盾に、得をしよう、楽をしようという心理が働いてしまう場面があるのです。ただ、どこまでが必要な配慮で、どこからが疾病利得と言えるのかの線引きは難しい。だから、産業医という専門家が、中立の立場のアドバイザーとして存在しています。

ただし、産業医は診断も治療も行いません。あくまでも、**健康的に働けるかどう**

かを判断して、健康を管理するという役割です。

診察して、病気の診断・治療を行い、本人の体調や生活リズムを整えるのは主治医のほうの役割です。

第5章

休職中の過ごし方

何を差し置いても、まずは「睡眠」

いざ休職するということになったなら、まずは疲れた心と体を休めましょう。

何より大事なのが、睡眠です。

睡眠が足りていないと、頭が働きませんし、集中力も低下します。学生時代などに徹夜で遊んだ翌日、気持ちが悪くなったり、眠気や倦怠感でぼーっと過ごしてしまった経験はありませんか。

身体的にも精神的にも、しっかり寝ることは欠かせません。だからこそ、私は主治医としてかかわる際には、睡眠指導は必ず早い段階から行います。

休職して寝る時間はたっぷりあるのに、眠れない。

夜、布団に入って寝ようとしてもなかなか寝つけなくて、2、3時間経ってしまう。

そうした悩みはよく聞きます。そういう方はたいてい、「仕事は大丈夫かな」とか「職場のみんなはどう思っているんだろう」などと、考えても仕方のないことをぐるぐると考えてしまっています。答えのないことをぐるぐると考えているうちに時間が経って、夜が明けてしまうという方が多いのです。

そんな日々を続けていても疲れは癒えません。**睡眠薬の力を借りてでも、しっかり寝ましょう。**健康に働くには、寝る力は欠かせません。

逆に、たまっていた疲れがどっと吹き出し、夜も昼も時間に関係なく眠る方もいます。ハードに働いていた人があるときプツンと糸が切れたようになって、「休みましょう」という話になると、引継ぎを終えて休職に入った途端、一日中ひたすら寝るということはよくあります。

普通は、日中に寝すぎると、夜に眠れなくなるものです。ところが、そういう方は昼にいくら寝ようと、夜にも眠くなります。これは、寝続けて体力を回復しているところなので、疲れが癒えるまで寝ましょう。

ただし、日中寝ることで夜眠れなくなるようになったら、やめてください。たっぷりの睡眠が必要な段階は過ぎたということですから、夜寝て昼間は活動するリズムに戻しましょう。

特に、復職間近になっても、時間かまわず寝てしまうのは絶対に避けなければいけません。あくまでも休職の最初の段階で、心と体の休養のために寝続けるのはＯＫということです。

慣れてきたら、〝いつもの時間〟に起きる

眠れなかった人が夜眠れるようになり、昼も夜も寝ていた人がだんだん普通の睡眠に戻ってきたら、リズムを整えることを意識しましょう。

休職に入ったばかりの人は、まだまだ調子が悪くて、日中何もする気が起きないということはよくあります。それでも、テレビを見たり、YouTubeなどの動画を見たり、今できることを何でもいいのでしてください。そして、日中は起きて、夜は寝るというサイクルをしっかり固めていきましょう。

ポイントは、**朝起きる時間を固定する**ことです。

仕事をしているときと同じように、始業に間に合う時間に起きること。朝起きる時間をいつもの時間に固定することができれば、健康的に働ける状態に一歩近づきます。

ところで、「昼寝はいいですか？」と、よく聞かれます。

寝すぎて夜の睡眠に響くようでしたら、やめたほうがいいです。でも、学生時代、勉強の合間に机に突っ伏してほんの10分ほど寝たらスッキリしたという経験はありませんか？　そんなふうに眠気を飛ばすような昼寝でしたら、まったく問題ありません。日中疲れたなと思ったら、10分から15分程度、昼寝をしてリフレッシュしましょう。

リズムを乱さなければ、なんでも好きなことをしてください

朝、いつもの時間に起きるようになったら、今まで仕事に行っていた時間がぽっかり空きます。適応障害などで心を病む人はまじめな方、責任感の強い方が多いので、そういう方ほど「何をすればいいんだろう」と、悩みます。

私はいつも、「まずは好きなことをしてください」と伝えています。好きなことは、一人ひとり違います。その人にとって心身がリフレッシュするようなことであれば何でもいいのです。やりたいと思っていたけれど、今までできなかったことをやってみるのもいいでしょう。

ただし、一点だけ注意点があります。睡眠リズムが乱れるようなことだけはやめてください。

例えば、昼間からお酒を飲む、深夜遅くまで動画を見続けたりゲームをしたりする、海外旅行に行くなど、睡眠リズムや生活リズムを乱して昼夜逆転につながることはNGです。

飲酒は、働いているときと同じように就業後にあたる時間に、翌日に影響が残らない程度に飲む分には構いませんが、昼間からの飲酒や深酒は避けましょう。動画の視聴やゲーム、ネットなども、日中に楽しむ分にはいいのですが、夜通し続けて睡眠リズムを乱すのはNGです。休職中に昼夜逆転生活になってしまったら、復職は遠のきます。

海外旅行は、リフレッシュできるかもしれませんが、どうしても時差ぼけがつきもの。

時差ぼけで体内時計がさらに乱れた、なんてことになったら意味がありません。

でも、**生活リズムを乱さなければ何をしても構いません**。

そうは言っても、エネルギーが枯渇している状態ですから、できることは限られると思います。最初のうちは、何をする気にもなれず、YouTubeを見ているか、テレビを見ているか、ぼーっとしているかという人がほとんどです。でも、朝起きて、3食ご飯を食べて、夜寝るという生活を1日1日続けていくうちに、趣味の何かをする気になったり、少し外に出てみようという気になったり、徐々にできることが増えていきます。

ときに、「休職している身だから、楽しんだらいけないんじゃないか、遊びに行ったらいけないんじゃないか……」と禁欲的に考える方がいらっしゃいますが、そんなことはありません。むしろ、体を動かすこと、好きなことができるようになることも回復の証し。復職に向けたリハビリです。

それこそ、週末や連休などに帰省したり国内旅行に行ったりすることも、私はいつも患者さんたちに勧めています。

旅行するには、旅のプランを考えて、予約して、電車に乗って、旅先で体を動かして、ご飯を食べて……と、さまざまな工程があるわけです。旅行に行けたということは、そうしたことを一つひとつできるようになったということですから、とても素晴らしいこと。休職直後には、とても考えられなかった行動だと思います。

ですから、旅行に行きましたという話を休職中の患者さんから聞いたときには「1か月前の○○さんには考えられなかったことですよね。そこまで戻ってきているということですから、素晴らしいと思います」と絶賛しています。

注意点は、行くタイミングです。生活リズムを守るという意味では、1日のリズムとともに1週間のリズムも大事。働いているときには平日は旅行に行けませんよね。長い休職期間の前半や中盤であれば、長めの旅行に行ったり（といっても国内です！）、平日に行ったりするのも構いませんが、復職直前にはよくありません。もしも復職を1週間後に控えた方から「復職前に1週間旅行に行こうと思います」「平日に旅行に行きます」と言われたら、「来週から仕事が始まるので、ちゃんと準備したほうがいいですよ」とお伝えして、やんわり止めています。

復職のベースをつくる、3つのステップ

好きなことをしながら、朝ちゃんと起きて、夜もしっかり眠るという生活リズムができて体調が整ってきたら、次は、復職というゴールに向けて仕事のリズムに近づけていきましょう。私はいつも、次の3つの段階に分けてステップアップしていきましょう、と伝えています。

ステップ1　家事をする
ステップ2　就業時間を意識して生活する
ステップ3　就業時間を意識して能動的な作業をする

最近、「風呂キャンセル」という言葉がSNS上で流行っています。入浴する気にもなれないほど疲れ切っている人がそれだけいるということです。もしかしたら、今休職

中の方も、休職前には会社から帰ってきたときにはもう電池切れでバタンと寝るだけ、という生活をされていたかもしれません。

入浴もそうですが、着替える、洗濯をする、掃除をする、ゴミ出しをする、料理をつくるといった、生活や家事を一つひとつ自分でこなせるようになることが、回復のファーストステップです。生活が整っていなければ、健康的に働くことはできません。

それに、料理一つとっても、メニューを考えることから始まり、食材を買いに行き、冷蔵庫に一旦しまって、使う食材を取り出して調理をして、食べて、片づけるというさまざまな工程があります。その工程をすべて自分でできるようになったなら、確実に、回復に向けて一歩進んでいるということです。

次のステップは、**就業時間を意識して生活をする**ということ。

働くことを考えると、就業規則で定められている就業時間にしっかり毎日活動できる状態をつくることが復職の最低条件になります。例えば9時始業、12時から13時に昼休憩を挟んで18時終業という勤務スタイルであれば、その通りに作業をするのです。

作業といっても、最初は受動的な作業で構いません。テレビを見る、YouTubeなどの動画を見る、ゲームをするなども、作業の一例です。そのときにできることでいいので、いつもだったら働いている時間帯に〝作業〟をするようにしてみてください。

そうした受動的な作業であっても、最初のうちは集中力が続かないでしょう。

好きなドラマや映画を見ていても、途中で気が散って一気に見ることはできず、「20分ぐらいで一旦止めて、何回かに分けて、休み休み見ています」とおっしゃる方は多いです。あるいは、長いものは見られないから、YouTubeなどで短い動画を細切れに見ているという方も。仕事に置き換えれば、10分、20分しか集中力が続かないということになります。

でも、次第に1時間のドラマや2時間の映画を一気に見られるようになってきたら、それだけ集中力が続くようになったということです。

また、クリニックでの診察でも産業医面談でも、「どのぐらい集中できるのか」に加えて、そもそも「楽しめているのか」も、必ず確認します。休職したばかりの頃には、何をしていても楽しいという気持ちにはなかなかなれなかったと思います。ドラマや映画を見るにしても、ゲームをするにしても、なんにしても、楽しめるようになったなら、それも回復の一歩です。

就業時間に合わせて生活ができるようになってきて、集中力も続くようになってきたら、次のステップでは**作業内容を仕事に近づけていきましょう**。

読書をする、新聞を読む、英語の勉強をする、業界動向を調べるなど、能動的な作業を少しずつ増やしていきます。

さらに、在宅勤務ではなく出社勤務の方には、家から出て図書館やカフェに行って、前述の能動的な作業を行うよう、アドバイスしています。図書館やカフェに行くことがそのまま通勤の練習になりますし、人がいて少しガヤガヤしている空間で、どのぐらい集中力を保って作業をできるかという目安にもなります。

9時に図書館に着いて、読書や勉強をして、1時間ぐらいご飯を食べに家に帰って、また午後から2セット目の作業ができるかどうか。それができれば、就業時間に集中して仕事ができるということです。

では、就業時間外はというと、もともとフリータイムですから、好きなように過ごしてもらって構いません。ゆっくりする時間でも、趣味の時間でも、どうぞご自由にお過ごしください。

うつでも、不安障害でも、不眠症でも同じ

３つのステップは、生活リズムと活動内容を少しずつ仕事に準ずる形に置き換えていくのがポイントです。

例えば、体力をつけようと休職期間中にスポーツジムに行く人もいるでしょう。最初のうちは、就業時間内に行っても構いません。でも、生活リズムを固める段階になったら、ジムに行くのは終業時間以降が理想です。復職したら、ジムに行く時間が取れるのは週末や平日の終業後ですから、休職中もそのリズムを守ってほしいのです。

そして、この３ステップで整えていくことは、メンタル系の不調であれば診断名を問わず同じです。適応障害はもちろん、うつ病だろうと、不安障害だろうと、不眠症だろうと、整え方は同じなのです。ただ、統合失調症や依存症となると治療方法が大きく変

わるので、主治医の先生にご相談ください。

不安がある、眠れない、気分が落ち込むといった心の不調で仕事に行けなくなった方の場合、まずはよく食べ、よく寝て、よく動き、**週5日間、就業時間に作業ができる体力と集中力を養う**こと。この3つのステップで、復職のベースをつくりましょう。

「9時5時でマンガを読めています！」では復職できない

早く復職したい人にありがちなのが、次のような主張です。

「9時5時でマンガを読めています！　だから、もう復職できます」

「海外ドラマを一気見しています！　だから、もう仕事に戻れます」

私が「マンガは読めても活字は読めますか？」「仕事に関連する勉強だったらどのぐらい集中が続きますか？」と聞くと、途端に自信がなさそうな表情になります。

マンガを半日集中して読むことができても、仕事に関連する作業は1時間しかもたないという状況ではとても仕事には戻れません。

また、ドラマを見るときに、20分しか集中が続かないより、1時間一気に見られるほうがいいとはいえ、それを12回分一気に見ちゃうとなると間違っています。大切なのは、あくまでも仕事のスケジュールのなかで動けるということ。12回分一気見すれば、睡眠が後ろにずれたりして１日のリズムは崩れますよね。

最初のうちはマンガでもドラマでも自分の好きなことをしながら過ごしていただいていいのですが、**徐々に、自分にとって負荷のかかる作業に置き換えていく**ことが肝心です。そうして、最終段階で、業界の勉強や資格の勉強などを就業時間内に集中してできるようになれば、あとは、ただ仕事に置き換えるだけです。

休職期間が短いときには

休職の期間は、その方の状態だけではなく、会社の制度によって変わります。ただ、休職期間が１か月だろうと、１年半だろうと、先ほどの３つのステップは同じです。つまり、期間の長短は違ってもやることは同じ。その分、密度が変わります。

もしも会社の制度上、１か月程度しか休めないのなら、急ピッチで仕上げなければいけません。私は、クリニックで主治医として診させていただいている方は、２週間に１

回の診察を基本にしています。

1か月で復職しなければいけない場合は、休職に入って最初の診察までに生活リズムを固めてもらって、2週間後の次の診察までには就業時間内にある程度作業ができるようにしましょう、などと急いで3つのステップを踏んでもらいます。

ちなみに、**休職中は通院を続けてください**。

診断書だけもらって来なくなる方もいますが、休職が必要かどうかだけではなく、復職可能かどうかも自分では分かりません。主治医と産業医、会社が決めることです。その際、ちゃんと治療を受けていること自体が、会社にとっての安心材料になり、復職できるという裏付けにつながります。

そして、通院の頻度はクリニックや医師によって差があり、1週間に1回のところもあれば、1か月に1回のところもあります。休職中の方にとって主治医は治療者であるとともに、よき相談相手であるべきです。1か月に1回しか診てくれなくて、しかも薬を出して終わりというところはお勧めできません。

特に休職期間が短い場合には、急ピッチで状態を上げなければいけないのですから、1か月に1度の診療ではとても間に合いません。1、2週間に1回は診てくれて、そのときに困っていることを乗り越える方法についてアドバイスをくれ、生活指導をしっかりしてくれる先生のもとで治療を受けてください。

なかなか変化が感じられないときには

家の中のことはできるようになって生活が整い、就業時間内とそれ以外のメリハリもつけられるようになり、さらに日中の作業内容も仕事に近いことができるようになってきたら、復職に向かって順調に進んでいます。

でも、そんなふうにトントンと進んでいく方ばかりではありません。不安や焦りがぬぐえなかったり、どうしても作業をする気になれなかったり、集中力が続かなかったり、ヤキモキしたまま回復のステップを踏めないでいる方は少なくありません。そんな状況にさらに焦って、不安を募らせてしまう、ということも。

そうした方に多いのが、休んでも仕事のことをずっと考えてしまっていること。特に、会社とのコミュニケーションが取れておらず、復職後の環境調整がまったく進まず、「職場に戻ってもまた同じじゃないか」「今後どうなるんだろう……」とぐるぐると考えてしまって、どうしても気分が上向かないというパターンです。

本来であれば、戻り方については、月曜日から金曜日まで働ける状態（つまりは先ほどの3つめのステップ）になってから相談するのが順当です。でも、復職後の働き方が気になって不安になってしまう気持ちも分かります。どうしても不安がぬぐえなくて前を向けないときには、**少し前倒しして、8割ぐらい整った段階から戻り方について会社との相談を始める**ことをお勧めします。

産業医がいる場合は、休職中に月1回、産業医面談があるはずです。私も、担当している会社に休職中の方がいれば産業医面談を行い、「今、どういう状況ですか？」「主治医の先生はなんと言っていますか？」「何が解決したら戻れそうですか？」「会社に伝えておいてほしいことはありますか？」などとお聞きしています。

会社との調整を図ってくれる産業医がいる場合は、上手く使いながら、どう戻るのかのすり合わせを進めてください。そのあたりの話し合いが少しでも進展すると、心が少し軽くなるのでしょう。心身の状態も、生活の状態も良くなっていく印象があります。

仕事の情報は入れないように

適応障害では、ストレスのもとから離れることで症状は良くなります。だからこそ、休職して仕事から離れる必要性があるのです。ところが、休んでもずっと仕事のことを考えてしまう方も、なかにはいます。まだ「あの案件はどうなったかな」などと、仕事をずっと気にされているのです。

せっかく休職して、体は職場から離れても、仕事のことが頭から離れなければ良くなるものも良くなりません。

そういう意味で、会社とのコミュニケーションの取り方も大事です。休職中は、仕事そのものの話はしないのが鉄則です。

また、休職中に複数の会社関係者から連絡がくると、休職している人にとっては精神的に負担になります。窓口は一本化して、なおかつ、その窓口は総務・人事や衛生管理者、産業保健チームの保健師などが担当し、チームの上長や部長などは休職中には一切連絡を取らないこと。なぜなら、上長がコミュニケーションを取れば、最初は体調のことを気遣う連絡だったとしても、必ず話の途中で仕事の話題になるからです。

休職したばかりの時期に、「仕事のことでどうしても聞きたいことがあるので、直接連絡していいですか」と休職者の上長などから聞かれることはよくありますが、産業医としては断固却下しています。「今は仕事から離れることが大切なんです。悪化したらどうするんですか？」などと話して、どうしても本人に確認したいことがある場合には、人事や産業医経由で伝えてもらうようにしています。

また、営業の方によくあるのが、休職中にクライアントから連絡が来てしまって、一気に体調を崩すこと。本当によくあるのです。

産業医として関わっている場合には、会社側に、クライアントからの連絡もすべて他の方に代わってもらうようにお願いします。少し時間はかかりますが、必要な手順です。完全に仕事から遮断されなければ、体調を整えることに専念できません。産業医がいない場合にも、クライアントからの連絡が来てしまうときには人事・総務などに状況を説明して休職中は療養に専念できるようにしてください。

逆に、本人が、焦る気持ちから職場に連絡してしまうケースもあります。

休職中に少し元気が出てきた頃に、「遅れた分を取り返さなければ」とつい思ってしまうのでしょうか。会社の同僚に仕事のことで連絡を取り、状況を確認したり、指示を出したりしてしまう方も。

焦ってしまう気持ちは理解できますが、休職は健康を取り戻すためのブレークです。まずは**仕事から完全に離れましょう。会社との連絡は、総務・人事なり、産業保健チームなりに窓口を一本化して、仕事の情報は入れないようにする**こと。それが、復職に向けていちばんの近道です。

月1回のコンタクト

先日、たまたま事業主の方が患者としてクリニックに来院され、ご自身のこととは別に、社員の方の相談をされました。社員のお一人がうつ病で休職することになり、その間、どうコミュニケーションを取ればいいのか分からない、というお話でした。

会社側も、あまり連絡をしすぎると本人にとってストレスになりそうだし、かといってまったく連絡しないでいると心配だし……と、休職者に対してどのように接すればいいのか悩んでいるケースは多いものです。

会社には安全配慮義務があり、社員の健康を守らなければいけませんから、まったく干渉しないのもよくありません。さらに体調が悪化しないように休んでもらっていること自体も配慮ですが、休んでいる間にちゃんと健康管理をできているかも大事です。

健康経営に力を入れている企業では、1か月に1回の産業医面談や人事の方の面談を行っています。産業医面談は休職に入るときと復職前のみで、それ以外は人事の方、または保健師が担当するというルールにしている企業もあります。

いずれにしても、月に1回、**「調子はどうですか？」と話を聞く機会をもちましょう。**

その方法は、対面だけではなく、オンラインや電話でも構いません。最近はどの企業でも、30分ほどのオンライン面談で、体調の確認、治療の状況、そして今後の方針などを確認することが多いと思います。休職者に出社してもらって対面で面談をするということは、私が産業医になってから経験はありませんが、している企業もあるようです。しかしその場合は体調がまた悪化するリスクも考えられます。

休職中のＮＧ行動

休職中に仕事のことで職場の同僚に連絡を取るのはよくありませんが、プライベートで親しい同僚と会うことはまったく問題ありません。仕事をしているときにも、仲のよい職場では、週末に同僚と釣りに行ったり、登山に行ったり、バーベキューをしたりといったことはあると思います。そうした関係性のなかで会うのであれば、休職中であっても、控える理由はありません。

休職直後は人と会おうという気力もわかなかったと思いますので、人と会って話をする気力がわいてきたこと自体、順調に回復しているということです。

例えば、終業後の時間に、同期の仲間とディナーに行ったり、チームの飲み会に参加したりするのもいいと思います。ただ、取引先の人と食事に行くとなると、それはプライベートというよりもほぼ仕事ですから、やめておきましょう。

また、平日の就業時間内に会って遊ぶとなると、体調というよりも、倫理的な観点からお勧めできません。例えば、仲のよい同僚から「有給休暇を取るから、平日にディズニーランドに行こう」と誘われて行ったとして、そのことをもしも他の同僚が知ったらどう思うでしょうか。

以前、あるアナウンサーの方が療養中に、オリンピックの試合を会場で観戦していたところ、中継に映ってしまい、バッシングを受けたことがありました。「海外旅行ができるまで元気になったのだからいいことじゃないか」「プライベートなんだからいいじゃないか」と擁護する意見があった一方、「体調不良で仕事を休んでいるのに、パリには行けるってどういうこと？」という批判の声も聞かれました。

本件については、個別の事情がわからないので、コメントはしません。しかし、この反応は、一般の方が同じような行動をとったときに周りの同僚の方が取るリアクションと同じだと思います。実際、休職中に海外旅行に行って、その写真をＳＮＳに上げてしまう方も、時折いらっしゃるのです。

もしも産業医として関わっている方が休職中に海外旅行に行っていたことを知ったなら、私は「どうして行ったのですか？」「必要だったのですか？」とは聞きます。

「休職中だから」と気にしすぎるのもストレスになるのでよくありませんが、かといってあまりにも気にせず、まるで夏休みかのように過ごしてしまうのは社会人としてどうかと思います。**あくまでも体調を整えるために休んでいる**という前提は忘れないようにしましょう。

家族の目が気になるときには

休職中、家族との関係が悪化してしまう、家族の目が気になって家に居づらい……という話もよく聞きます。

よくあるパターンの一つが、仕事のことを家でパートナーに相談したら、相手から「こうしたらよかったんじゃない」「こういうところを直したほうがいいんじゃない」などと強く指摘されて体調をさらに崩してしまう、というもの。

この場合は、そもそも仕事から全然離れられていないところに問題があります。まずは仕事のことはシャットアウトして、一切考えないようにすること。家族に対してであっても、仕事について話す状態ではまだないのです。

また、ずっと家にいると同居している親の目、パートナーの目が気になって罪悪感を抱いてしまうとか、パートナーは忙しそうにしているのに自分だけ休んでいることに居たたまれなくなるとか、はたまた、家族からガミガミ言われて落ち込むといったパターンも、よくあります。

そういう悩みを相談されたときにいつもアドバイスするのは、「ずっと同じ家の中にいると、お互いに息が詰まったりしますから、体調がある程度整ってきたら、図書館にでも行きましょう」ということ。

つまり、「3つのステップ」でお伝えしたとおり、**就業時間に合わせて図書館やカフェなどに出かける**ということです。家の中にいる時間が減れば、その分、気まずい思いをしたり小言を言われたりする機会も減ります。

また、ずっと家にいて、行動が変わらなければ、良くなっているのか、仕事に戻ることができるのか、家族も不安に思うでしょう。朝ちゃんと起きて、図書館に行って、終業時間に帰ってくるという姿を見せることで、家族にも、復職に向けて体調や生活を整えようとしていることが伝わります。

実は、家族、夫婦は関係性が密だからこそ、一人が心を病むと、相手に引っ張られる形で、他の家族・パートナーまで心が不安定になり、共倒れになってしまうこともときにあるのです。そういう意味でも、９時５時で図書館に行くという過ごし方は、非常に良い方法です。

一方でご家族にお願いしたいのは、会社を休んで**自宅療養しながら復職しようとしていること自体が、今のその方にとっては仕事なんだということを理解してほしい**ということ。ご本人がいちばん苦しいのですから、サポートしてあげてほしいと思います。

最後の仕上げは、振り返り

さて、就業時間に合わせて図書館などに行って、午前、午後と能動的な作業ができるようになってきたら、いよいよ復職が見えてきます。そこで、そのいい状態を保ちながら最後に行ってほしいのが「振り返り」です。
どうしてこういう状態になってしまったのか、再度同じようなことを起こさないためにはどうしたらいいのかを自分なりに考えるということ。再発予防という点で欠かせない、とても大切なプロセスです。

例えば、キャパオーバーになってもなんとか頑張って耐え忍んでいたけれど、あるとき限界が来て適応障害を発症したある若手の方がいました。その方は、自分自身の性格を振り返ったときに、完璧主義でなんでも自分一人でやろうとしてしまうところがあると気づきました。先輩に聞く前にまずは自分で考えて最大限の努力をするのが普通、自分の今の社歴ならこのぐらいはできて当たり前……。そういう思いが強すぎて、人に聞くことを躊躇するようになっていました。一度先輩に質問しようと声をかけたときに、たまたま忙しそうで冷たい反応だったことも、先輩の邪魔をしてはいけないという思考につながり、ますます声をかけづらくなった一因でした。

そうした一つひとつの出来事と、そのときの自分の感情をすべて時系列にまとめて、改めて、どうして適応障害になってしまったのかを振り返ったところ、その方は「自分自身で抱え込んでしまう癖があるんだな」と気づき、そうならないためにどうするかを考えていったのです。

先輩から冷たい反応をされたときに、「もう聞けない」と思い込んでしまったけれど、たまたまタイミングが悪かっただけじゃないか。仕事の進め方に悩んだときには、自分で考えることも大事だけれど、先輩に相談してアドバイスを仰ぐことも大事じゃないか。負担を感じた時点で上長に相談していたら、キャパオーバーになることはなかったんじゃないか――。

そんなふうに、**「こういうときには、こうすればいい」という改善策を用意する**ことで、今後、同じようなことが起きても自分で次の一手を打てるようになるのです。この振り返りはとても大切ですから、改めて次章の「復職のとき」でも説明します。

そして、大事なポイントは、振り返りは必ず最後のステップとして行うということ。

つらかったことを振り返るわけですから、心の痛みを伴います。ちゃんと3つのステップを踏んで、体調が整ったところで行わなければ、また症状をぶり返してしまうのです。

休職に入ってもなかなか良くならない方のなかには、この振り返りのように、仕事の場面を思い出しては「どうすればよかったんだろう」「どうしてこんなことになったんだろう……」とモヤモヤ考えてしまっている方がいます。心身の調子を落としているときには思考力も普段の半分、いえ10分の1にも落ちているわけですから、そんな状態で考えてもいいアイデアは浮かびません。

それよりもまず大切なのは、仕事に関する思考や情報はシャットアウトして、体調を整えることに専念することです。**今までまじめに頑張ってきたからこそ認めてもらった休職**です。休むと決めたら、一旦は仕事のことを忘れて、ゆったりと自由に過ごしましょう。それが復職へのいちばんの近道です。

第６章

復職のとき

いよいよ、復職のとき

復職に向けては、まず、主治医から「復職可能」という診断書が出るのが一般的です。通院しているなかで、「そろそろ復職できそうですね」という話になり、主治医から診断書が出て、それを会社に提出する、という主治医主導のパターンもあれば、産業医がきっかけのパターンもあります。つまり、月1回の産業医との面談のなかで「そろそろ復職できそうですね。診断書をもらってきてください」という話になって主治医に診断書を書いてもらうというパターンです。

いずれにしても、**主治医からの診断書をもとに改めて産業医が面談を行い、産業医も復職可能と判断すると、その旨を企業に伝え、**いよいよ復職に向けて具体的なすり合わせに入っていきます。

もっと丁寧に進める企業では、産業医の意見をもとに、さらに「復職委員会」というものも行います。これは、復職の適切な判定やスムーズな職場復帰を目的に、企業によっては設置されているもの。復職委員会がある場合、上長と人事、産業医などと本人が一堂に会し、職場復帰に向けた本人の意思を確認するとともに、治療の状況や日常生活の状況なども聞き、本当に復職が可能なのか、どういう形で戻るのが適切かを話し合います。

それと同時に、復職委員会がある会社でもない会社でも、主治医も産業医も復職可能と判断して復職することが決まったら、本人が人事の方と話したり、直接、上長と話したりして、どのような形で戻るのかをより具体的に検討していきます。

復職に向けたステップも企業によって違いはありますが、大まかにはこうした流れが一般的です。

このときに、主治医と産業医の両方から復職が可能かどうかの判断を仰ぐのはダブルチェックという意味合いがあるのですが、そもそも主治医と産業医では、同じ医師でも判断の観点が異なります。

主治医は、働ける状態なのかを判断します。つまり、生活リズムは整っているのか、働くうえで支障となるような症状はないのか、働く元気は十分にあるのかということを主に診ます。

一方で産業医が考えるのは、仕事ができるのかはもちろんですが、その企業で働けるのか、その環境で働けるのか、です。毎日出勤する必要がある場合、それに耐えられるのか、復職した場合に担当することになるプロジェクトを、そのチームの人間関係で問題なくできるのかといったことを検討し、復職できるかできないかを判断します。

ときおり、「主治医からは復職可能と診断書が出ているのに、どうして復職が認められないんですか!?」と、なかばお怒りの声をいただくことがありますが、主治医と産業医で判断が異なることは十分にあり得るのです。そもそも主治医と産業医では判断の観点がちょっと違うんだということは覚えておいてください。

復職可能の診断書が出ても、復職できないこともある

主治医から復職可能という診断書が出たら、スムーズにいけば2週間程度で仕事に戻

ることができます。ただ、主治医はＯＫと言っても産業医としては認められないということもありますし、産業医としてもＮＯではないけれど調整が必要という判断で復職までに時間がかかるケースもあります。

例えば、メンタル不調ではないのですが、最近あったのが、脳梗塞で後遺症があり、部門の調整に時間がかかったという事例です。その方は、病気を発症する前は外回りの営業を担当されていました。ところが、脳梗塞を発症して、休職することになり、リハビリテーションをとても頑張っていらしたのですが、後遺症が少し残ってしまったのです。

体調は安定していて主治医からは復職可能の診断書が出たのですが、産業医としては、復職はできそうだけれど、今までどおりというわけにはいかないな、と。以前のように外回りをさせるわけにはいかないので、適切なポジションを探しましょうという話になりました。そこで、本人と人事の方が話し合いながら部門の調整を行っていたのですが、すぐには適切なポジションが見つからず、復職までに数か月かかったのです。その間はずっとリハビリを頑張りながら待ってもらいました。

似たようなケースで、直近ではこうしたこともありました。

メンタル不調から休職に至った方で、あるとき、復職可能という主治医の診断書が出たのですが、その診断書には「ただし、配置転換が必要と考える」という但し書きがありました。ところが、その方は転職したばかりだったのです。

転職した先の新しい職場で人間関係につまずき、仕事の内容自体もやりたかったこととは異なり、ストレスから体調を崩したという経緯でした。そして、「復職するのなら、異動させてください」の一点張りで、その本人の希望をもとに主治医の診断書が書かれたようでした。

確かに、異動したばかり、転職したばかりといったタイミングは、新たな環境になじめなかったり、思っていた仕事、仕事量ではなかったりしてストレスを抱え、適応障害を起こしやすいタイミングではあります。

ただ、会社としては「合わないので異動させてください」という希望をすべて叶えるわけにもいきません。どこまでが必要な配慮かという線引きは本当に難しいのですが、私も産業医として「異動以外で、あなたが健康的に働ける方法、配慮の仕方はありませんか？」と本人からお話を聞き、その内容を意見書としてまとめました。そのうえで、会社としてできる最大限の配慮と本人の健康状態をすり合わせて、人事の方が本人と話し合いを繰り返しながら、なんとか適切な落としどころを見つけているところです。実は、そのすり合わせに時間がかかっていて、主治医に手紙を書いて意見をもらったりと、この方の場合はまだ調整中です。

このように、休職後、もともとの部署・ポジションに戻るのではなく、配置転換などの調整が必要な場合は、復職可の診断書が出てから実際の復職までに時間がかかることがしばしばあります。

復職面談はアピールの場です

主治医から復職可の診断書が出て、次に行う産業医面談、つまり復職面談は、「休職期間にこういう過ごし方をしてきて、今はこういう状態ですから、もう働けます」というアピールの場です。

ところが、そんな復職面談で「え？」と驚くことがありました。

その日は午前10時からオンラインでの面談で、産業医である私と保健師の方、そしてご本人で面談を始めました。

「お疲れ様です。調子はいかがですか？」と問いかけると、返事はあるのですが、明らかにろれつが回っていないのです。最初は、睡眠薬などの薬が効きすぎているのかなと思いました。でも、会話を重ねていると、どうもおかしい。

「もしかして、お酒を飲んでいますか？」と聞くと、

「朝まで飲んでしまって」と。

産業医に、明らかに不利になることを正直に話すことにも驚いたのですが、さらに話を聞くと、職場の同僚と朝まで飲んでいたという話でした。休職中に、しかも午前中に復職面談が控えているというタイミングで、です。

それで飲みすぎて、ギリギリの時間に起きたために、髪もボサボサ、二日酔いでろれつは回らずという状態でした。それでも本人は「復職できます」とのこと。

いやいや、と思いますよね。復職可能かどうかを判断するための産業医面談で、どう

してそういう状態で来るのか。大切な商談のときにも酔っぱらって行くのですか、という話です。

本人は「フレックス制なので大丈夫です」と主張されていましたが、午前10時の段階でそんな状態なのですから、生活リズムが乱れていると言わざるを得ません。結局、その方の復職は延期になりました。もういい年の方だったのですが、こちらがびっくりした復職面談でした。

休職というのは労働者の権利でもありますが、一方では解雇の猶予期間という側面もあります。**働き続けたいという気持ちがあるのなら、復職面談は大事なアピールの場である**はずです。

時間を守る、身だしなみを整える、当然、しらふで行く。言うまでもなく、社会人として当たり前のことです。「そんな状態では働けませんよね」と思われるような言動には、どうかお気をつけください。

回復の兆しは、主語が「自分」に変わったとき

メンタル不調から休職して復職されていく方を数多く見てきて、最近気づいたことがあります。それは、主語が自分に変わってきたらもう大丈夫、そろそろ復職を考えるタイミングだ、ということです。

働くなかで適応障害などのメンタル不調に陥った人は、ストレスを抱えた原因があるわけです。ある意味では、被害者なのです。

そのため、最初のうちは「上司が厳しくて、毎日のように叱責されて、そのせいで適応障害になった」「無理を言ってくるお客さんが多くて、そのせいで……」「仕事があまりにも多くて、そのせいで……」などと、他責的な思考になりやすいもの。

しかしながら、体調が戻り、自分に起きた出来事を振り返って、心の内が整理できてくると、「そういうときに自分はどうするか」という思考、発言に変わってくるのです。

例えば、上司の性格はそう簡単には変わりません。そのため、上司から厳しく指摘されること自体は、今後も変わらないかもしれません。ましてや小さな会社、事業所に勤

めていて、その社長や代表が厳しいという場合、トップが異動になることはありません。「上司（代表）がこういう人で、こういうことを言われて……」と、上司や代表を主語にして、受け身の思考でいる限り、状況に振り回されてしまいます。同じようなことが起こると、またナーバスになってストレスをためて、体調を悪くしてしまうでしょう。

だからこそ、私はクリニックでの診察でも産業医面談でも、「あなたはどうしたいのですか？」と問いかけ、自分を主語にして考える練習をしてもらうようにしています。それでもなかなか他責的な思考を変えられない方もいます。

職場のハラスメントのせいで心を病んだなど、相手のほうに問題があるときには、「相手が変わるべきだ」という考えから、「自分はどうするか」という思考に移りにくいかもしれません。でも、相手を変えることはできませんし、企業側ができる配慮にも限界があります。

どうしても思考を変えられない方には、「このままでは健康的には働けませんよね。転職したほうがいいんじゃないですか？」と、あえて投げかけてみることもあります。そうすると、「いや、でも……」と思考するなかで、自分が何かを変えない限りは前に進めないのか、とハッと気づかれる方もいます。

適応障害の治療で大切なのは、自分を整えることと環境を整えることの両軸です。働く環境を整えることは会社や産業医の仕事であって、本人は希望を伝えることはできても決定権はありません。そうであれば、**与えられた環境のなかで自分はどう対処するかを考え、自分を整えていくことが、自分を守るいちばん確実な方法**です。

「周りに何をしてほしいか」と、「困ったときに自分は何をするか」をうまく使い分けられるようになったなら、その方はきっと仕事に戻ることができます。安心して復職の準備を進めましょう。

ゆっくり慣れるより、「週5・定時で」が増えている

以前は、「まずは週3回から出社しましょう」など、復職の際は少しずつ慣れていくという方法がよく取られていたようです。

あるいは、復職前のステップとして、「リハビリ出勤」「試し出勤」などと呼ばれ、職場に一定期間試験的に出勤してもらい、通勤や職場の雰囲気に慣れてもらうという制度

を設けているところもあります。

ある企業では、休職者が復職するときには、この試し出勤制度に則って、始業時間に出社してもらい、総務部のデスクで過ごしてもらうそうです。その間は仕事がありませんから、読書をしたり、インターネットを見たり、仮眠をとったり、過ごし方は自由。あくまでも通勤や職場に徐々に慣れてもらうことが目的のようです。

ただ、個人的には賛同できません。会社に行って、ただ椅子に座っているだけなら、その間、自分で図書館に行って勉強をしたり、ジムに行って体力をつけたりしたほうが、よっぽど有意義なリハビリになると思います。

実際、「週3回から」やリハビリ出勤などの復職の方法は、次第に影を潜めてきています。歴史のある日本企業では、まだまだこうした慣習・制度が根強く残っている印象がありますが、私が知る限り、全体的には減っています。

「まずは週3回から」ということは、そもそも週5出社が耐えられない状態ということですから、まだ十分に体調が整っていないわけです。ということは、その3日のパフォーマンスも低いかもしれませんし、週4日、週5日と勤務を増やせばさらに悪くなるかもしれません。

最近では、**週5日定時で働けるようになったら復職という考え方が主流**です。そもそも働くということは就業規則どおりに労働を提供するということ。それができてこそ、健康的に働ける体調が整ったといえるのだから、週5日定時で働ける状態に至ってから復職でしょう、という考え方です。

最初のうちはリモートワークも使っていいと思いますが、少なくとも毎日定時で働ける状態にまで体調が整ってから復職可能という判断をする企業が増えています。

復職してから少しずつ慣れていくのではなく、週5日定時で働ける状態を最初から求められることが多いからこそ、なおさら休職中の過ごし方が大事です。だからこそ、前章で説明した、就業時間に合わせて図書館などに行って作業をするという方法をぜひ実践してほしいのです。

復職に焦ると、遠回りになる

休職中、早く仕事復帰したいと思う方は多いでしょう。産業医面談をしていても、明らかにまだ体調も良くなっていなければ生活リズムも整っていないのに、「復職できます」「早く復職したいです」とおっしゃる方は多いです。

まじめな方、責任感の強い方ほど、自分のことよりも周りのことが気になって、「早く戻らなければ」と焦ってしまうのでしょう。

でも、焦って復職しても、かえって再発を招きかねません。

少し古いデータですが、厚生労働省所管の独立行政法人である労働政策研究・研修機構が２０１３年に公表した「メンタルヘルス、私傷病などの治療と職業生活の両立支援に関する調査」の結果によると、メンタルヘルスの不調で休職した場合は、その他の身体疾患で休職した場合に比べて、復帰後に再発しやすいのです。

この調査は、従業員50人以上を雇用している企業2万社を対象にしたもの（有効回収数５９０４件）。病気休職して復帰した社員の再発状況について尋ねた設問で、「ほとんど再発はない」と回答した企業は、身体疾患の場合は79・３％と、８割近くを占めていましたが、メンタルヘルスの場合は47・１％で半数を割っていました。

メンタルヘルスの場合、「ほとんど（９割）が再発を繰り返している」も11・２％と

1割超あり、「7〜8割程度が再発を繰り返している」が6・9％、「半分程度が再発を繰り返している」が14・3％、「2〜3割が再発を繰り返している」が20・6％と、再発の多さが目立ったのです。

メンタル不調での休職の場合、ただ休むだけでは再発率が高いことが以前から指摘されています。休職しただけで何も対策をせず、かつ、何も環境が変わっていない状態で復職した場合、再発率は6割にも上るというデータもあるほど。

さらに、メンタル不調での休職は、1回目に比べて2回目のほうが1・5倍ほど期間が長くなるというデータもあります*。

仕事を離れて休めば、ゲームでいうところの〝ライフ〟は一旦満タンになるでしょう。でも、何の対策もしなければ、自分も環境も何も変わっていないのですから、復職すればまた〝ライフ〟が削られていくのは当たり前のこと。だから、再発してしまうのです。

キャリアは、まだまだ続きます。**目指すべきは、復職することではなく、復職したあとに健康に働き続けること。**人生は長いのですから、焦らず、心身の健康と、健康的な考え方・働き方を取り戻しましょう。

再発リスクを6分の1に下げる「リワーク」

メンタル不調で休職した人の復職後の再発を防ぐための取り組みとして最近注目されているのが、「リワークプログラム」です。

リワークとは、「return to work」のこと。リワークプログラムは、メンタル不調で休職している労働者を対象にした復職に向けたリハビリテーションプログラムです。復職支援プログラムなどとも呼ばれます。

このリワークプログラムを利用してから復職した人に比べて、利用せずに復職した人は再発率が約6倍高かったというデータもあるのです。つまり、リワークプログラムを利用することで再発のリスクを6分の1に減らせるということ。

何も対策せずに復職した場合の再発率が6割と言われているのですから、リワークプログラムを利用して復職することで、再発のリスクを1割程度にまで下げられるのです。

こうしたエビデンスが出てきたことで、復職にあたってリワークプログラムを取り入れる企業も増えてきました。リワークプログラムを利用することを復職の条件とする、あるいは、6か月以上休職した場合や2回目以降の休職の場合は必ずリワークプログラムを利用するなど、それぞれの企業でルールを決めて取り入れ始めています。

若い人、複数回休職している人ほど、リワークを

リワークプログラムは、会社に通勤することを想定した訓練なので、月曜日から金曜日までの週5日間、朝9時から夕方5時までなど毎日決まった時間に施設に通うのが一般的です。なおかつ、2〜6か月程度と、一定期間しっかりと通うことが求められます。

具体的なプログラムの内容は、施設によってさまざまです。産業医としての私の師匠であり、メンターのような存在である吉田英司先生が行っているベスリのリワークの場合、朝9時半にスタートして、まずマインドフルネスを行い、10時から午前のプログラム、1時間の昼休憩を挟んで午後1時から午後のプログラム、そして夕方3時半に終了というのが基本のスケジュールです。

午前・午後のプログラムは、ストレスの対処法について参加者同士で話し合ったり、

自分自身が体調を崩した経緯を振り返って自分自身の再発防止策に関する資料をつくったり、職場でありがちなトラブルについてのグループワークを行ったり、専門家の講義を聞いたり……と幅広く、日替わりで予定が組まれています。

このように、**心理職や精神保健福祉士といった専門家のサポートを受けながら、グループワークや講義、自分自身の振り返りを行い、社会復帰と再発防止を目指す**のがリワークプログラムの基本です。

私は、若い方ほど、復職にあたってリワークを活用してほしいと思っています。若い方は、まだ社会人経験が浅い分、自分のなかに社会人としての基盤が確立されていません。リワークに通うことで、ストレスマネジメントや再発防止策といったメンタルヘルスに関わることだけではなく、コミュニケーションやキャリアのことなど幅広く学べ、自分自身を見つめ直すいい機会になります。そうして、社会人としての基盤が整えば、休職前よりももっとラクに働けるようになるはずです。

また、初めての休職ではなく、2回目以降の休職の方にも、リワークの利用を強くお勧めします。複数回休職しているということは、休職中の対策が十分ではなく、再発してしまったということです。なおかつ、2回目、3回目となると、休みにくくなりますし、復職の際もハードルが上がります。

厳しい言い方になりますが、2回目、3回目の休職の方には「それなりの覚悟を持って休みましょうね」と、いつもお伝えしています。前回と同じ休み方ではダメということです。

「リワークに3か月通ってこういう取り組みをしてきたので、もう大丈夫です」と言えれば、企業側も安心して復職を認めることができます。

「2回目の休職の方にリワークに行ってもらうことになりました」と産業医として人事の方に報告すると、ときおり、「どうして1回目には行かなかったのですか?」と聞かれることがあります。

そんなときには、こんなふうに説明しています。

「1回目のときにはご自身で体調や生活リズムを整えてもらい、産業医として大丈夫だと判断しました。でも、再発したということはもっと問題が根深かったということですから、今回はリワークに通ってもらって、もっと根本的なところまでしっかりと見つめ直してきてもらいます」

そうすると、**会社としても納得してもらえる**のです。

ただし、リワークプログラムと銘打っているものなら何でもいいわけではありません。需要が増えて、リワーク施設が増えているからこそ、ちゃんと内容を見て選ばなければいけない時代になっています。

ポイントは、ビジネスパーソン向けのプログラムを選ぶことです。リワーク施設によっては、午前中は太極拳をやって、午後はみんなで卓球をやって……というように、慢性的な精神疾患の方向けの社会復帰プログラムを提供しているところもあります。そうではなく、メンタル不調から休職したビジネスパーソンを対象としたリワークプログラムを提供しているところを選んでください。

リワークに参加しないなら、最低限これだけは！

リワークプログラムは病気の再発を防ぎ、健康的に働くベースをつくるうえでとても有効です。もしも、リワークプログラムを利用せずに復職を目指す場合には、ご自身で最低限やっていただきたいことがあります。

それは、**再発防止策を考える**ことです。

休職の原因となったメンタル不調に至ったのは、なぜだったのか。二度あることは三度ある、とならないために、振り返りましょう。

例えば、職場の人間関係でつまずいたとしましょう。異動したり転職したりすれば、目の前の問題は解決するかもしれませんが、同じような人はどの職場にもいるものです。そのときにどうするかという策がなければ、また同じことを繰り返してしまいます。それを防ぐために、少なくとも今回の休職に至った原因と再発防止策だけは、経緯を振り返ってきちんと整理しましょう。

私は、クリニックの診察でも、産業医面談でも、その振り返りは必ず行ってもらうようにしています。

具体的には、次の3つを順に考えてみてください。

①休職に至った原因（仕事内容／仕事量・時間／人間関係）

②心身への影響

③再発防止策

まず、振り返っていただきたいのは、休職に至った原因は何か。ストレスのもととなり、メンタル不調を招いた業務の状況についてです。

例えば、広告会社に勤めていたある方の場合、トラブルが勃発していたプロジェクトに参画することになったことが原因の一つでした。突発的な依頼や急ぎで対応しなければいけないことがしばしばあり、当初の計画にはなかった追加のタスクが次々と発生して、労働時間が増えていたのです。また、プロジェクトが計画通りに進行していなかったために、クライアントとの信頼関係も築けておらず、担当者との会議や電話対応にも時間を取られていました。

次に考えてほしいのが、①で挙げた休職に至った原因が、心身にどんな影響を与えたのか、です。

先ほどの広告会社の方の場合、追加タスクによって時間外労働が増えて強いストレスを抱えるようになったほか、急いで対応しなければいけないことが急に発生するため業務時間外も仕事のことが頭から離れなくなり、常に気が抜けなくなりました。

また、いつ問題が起こるかとひやひやしてずっと不安な感情を抱え、睡眠にも影響を及ぼすように。さらに、クライアントとのコミュニケーションのなかでネガティブな感情をぶつけられることもあり、そのことも心を疲弊させていました。

手持ちのカードを増やしましょう

これらの「休職に至った原因」「それが心身にもたらしたこと」をふまえて、最終的に考えるのが、③の再発防止策です。原因となった状況が起きたときに、どうすれば心身への影響を防げたのか。

先ほどの広告会社の方の場合は、次のような再発防止策を考えました。

- 心理的な負担が増えたら、その時点で上司に相談する
- 忙しいときこそ、ランニングで気分をリフレッシュする
- できることとできないことを整理して、クライアントから無理な要求をされたらすぐに上司に相談する

再発防止策は、必ず自分を主語にすること。自分ができることを考えてください。例えば、「上長に助けてもらう」では、主体は上長です。それでは受け身のままなので、自分ではコントロールできません。

また、再発防止策は、Aという方法がダメだったらBというように、複数あるとさらに安心です。

例えば、業務時間外でも仕事のことが意識から離れず気が抜けなくなったということ

に対し、「有休を取ってリフレッシュする」のも一つの再発防止策です。でも、忙しいときには有給休暇を取ることも難しいでしょう。

そこで、「職場近くのお気に入りのカフェに行って一息つく」「ヨガをして体を動かす」など、もっと手軽にリフレッシュできる方法も準備しておくのです。そうやって、どれだけ手持ちの〝カード〟を増やせるかが、再発を防げるかどうかの勝負を左右します。

1つめの休職に至った原因は、そもそも仕事内容にミスマッチがあったのか、仕事量や業務時間はどうだったのか、人間関係はどうかという3つの観点に分けて振り返ってみてください。そして、心身への影響と再発防止策もそれぞれ考えます。もしも再発防止策を2つずつ考えられたら、それだけで6つのカードを手にすることになります。

また、そうやって分けて考えると、最初はいちばんの原因は職場の人間関係にあると思っていたけれど、実は、そもそも仕事内容が自分に合っていなかったと気づいた、なんてことも。それで、ささっと転職された方もいます。

復職前に行う産業医面談では、こうした振り返りをもとにその人なりの再発防止策についてプレゼンしていただくこともあります。

再発防止策を整理することのいちばんのメリットは、当然、**本人自身が問題を解決できるようになる**ことですが、それだけではなく、**職場の周りの人にとってもどんなサポートをすればいいのか分かりやすくなる**という利点もあります。

本人は「配慮してほしい」と言っているものの、具体的に何をしてほしいのかが分からず、現場が困るケースはときにあるのです。

働くなかでメンタル不調に陥った人というのは、ヘルプを出すのが苦手な人がほとんどです。会社には安全配慮義務があるとはいえ、本人がヘルプを出してくれなければ気づけないことも多々あります。

休職に至った経緯をしっかり振り返ることで、どういうヘルプをどういうタイミングで出せばよかったのか、本人が気づき、適切なタイミングでヘルプを出せるようになると、周囲の人たちもサポートしやすくなります。

自分の内面も振り返る機会に

先ほどの振り返りは業務に関することでしたが、さらに、ご自身のことも振り返ることができると、なお強固な再発防止策になります。

私はいつも、**食事、活動、睡眠、気分という4つの視点**で聞いています。この4つについても、先ほどと同じように「休職に至った原因→心身への影響→再発防止策」という順に考えていくのです。

例えば、睡眠であれば、仕事のことが頭から離れず、寝つきが悪くなったということがあったとします。そうすると、心身への影響として、眠りが浅くなって、朝起きるのがつらくなり、仕事中に眠気に襲われることが増えた。では、それを避けるにはどうしたらよかったのかを考え、今後は、寝つきが悪くなった時点で早めにクリニックにかかって相談しよう、睡眠薬を使おうなどと再発防止策を考えるわけです。

「早めにクリニックにかかる」ということはある意味当たり前のことです。でも、あとから問題を振り返るからこそ、「もっと早めにクリニックにかかればよかったんだ」と気づけるのです。

つい先日は、半年ぶりにクリニックを来院された方がいました。半年前のときには適応障害を発症して3か月ほど休職されたのですが、今回は軽症で、「ちょっと危ないサインだなと思ったので早めに来ました」とのこと。

前回の休職のときの振り返りをまさに活かして、早めに来てくれたのです。

自分自身のことを振り返るときには、性格上の特性まで見つめ直すことができると、さらに再発防止に役立ちます。どういう思考をしやすいのか、物事をどう捉えやすいのか、その結果、起きた出来事についてどう解釈しやすいのか。

責任感が強くて相談下手な人ほど物事を一人で抱え込みやすく、適応障害などになりやすいと伝えましたが、その背景には思考の癖や思い込みなどが隠れています。「〜すべき」という考えに縛られていたり、一つの出来事に対して一度「こうだ」と思い込むとそのストーリーに固執しやすかったり。ただ、そうしたことに気づき、見直していくことは一人では難しく、専門家に頼るほうが確実です。

リワークプログラムでは、自分自身の偏った思考の癖に気づき、柔軟な考え方ができるように整えていく「認知行動療法」や、相手のことも大切にしたうえで自分の意見や気持ちを伝えるコミュニケーション方法である「アサーション」などのトレーニングも行います。

今回の休職に至った直接的な原因である出来事に加えて、自分自身の内面から振り返ることができれば、手持ちの〝カード〟は確実に増えます。**休職する前よりもひとまわり成長した自分で復職することができる**でしょう。自分の内側から見つめ直し、無意識的な思考パターンなども見直したいときにはメンタルクリニックやリワーク施設で専門家を頼ってください。

復職後も通院は継続がおすすめ

休職中は早く仕事に戻りたいと思っていても、いざ復職となると緊張すると思います。

一定期間、仕事から離れていたわけですから、どんなに準備をしても「大丈夫かな？」と、誰しも心配にはなるものです。

多くの場合、復職後すぐに元の業務負荷に戻るわけではありません。休職前と同じ部署・ポジションに戻っても、最初は就業制限をかけたうえで働くことが一般的です。具体的には、時間外労働の禁止、休日出勤の禁止、出張の禁止などです。

産業医としては、「なるべく管理下で働けるよう、上長と相談しながら徐々に負荷を戻していくことを推奨します」といった意見書を提出し、1か月後にまた面談を行います。そして、その1か月後の面談で調子がよさそうであれば、就業制限は解除して元通りに働いてもらいます。

一方、まだ少し様子が心配であれば就業制限は継続し、また1か月後に産業医面談を。ただ、産業医面談も就業制限も復職後3か月までを目安にしています。

そして、産業医面談や就業制限が終わるか終わらないかの頃までは、クリニックの通院も継続することをお勧めします。

というのは、就業制限が解除されれば、元の業務負荷に戻るわけですから、そのタイミングで体調を崩してしまう方がいらっしゃるのです。ちょっと危ないなというときに、それまでの経緯も知っている主治医に診てもらって、相談に乗ってもらえれば安心です。

産業医面談は復職後3か月程度と、比較的早い段階で終わるので、主治医に相談できる環境は残しておきましょう。

転職という選択肢を考えるタイミング

休職後、元の会社に戻って働く復職ではなく、転職という選択肢をとる方もいます。会社の産業医としては少し複雑ですが、休職中にご自身の働き方をしっかり振り返った上での決断ならそれはそれでよい選択です。

復職か、転職か——。悩む方もいらっしゃいますが、結局のところ、答えを持っているのはご本人だけです。

私からアドバイスしたいのは、「健康が整わないうちには重大な決断をするのはやめましょう」ということと、「会社に戻るというカードはもっておいたうえで、復職と転職を天秤にかけましょう」ということ。

なかには、休職してすぐに「会社を辞めたい」とおっしゃる方もいます。人間関係がつらすぎて辞めたい、仕事がつらすぎて辞めたい、今すぐにでも辞めたいです、と。

クリニックの診察室で、休職に入ってすぐの患者さんにそう言われたら、

「次の仕事は決まっているんですか？」

「決まっていないなら、どうするのですか？」

「お金は大丈夫ですか？」

などと、現実的な問いかけをあえて重ねます。そうすると、だんだん冷静になってくるようで、「そうですね……、今は健康を取り戻すことに専念します」などとおっしゃって、一旦立ち止まってくださるのです。


休職してすぐの頃には、まだ心のバランスが整っておらず、不安や焦り、気分の落ち込みが渦巻いている状態だと思います。**心身の健康状態が揺らいでいるときには、人生を左右するような大きな決断は避けたほうがいい**。これは鉄則です。

不安や焦りに駆られているときは、冷静ではないので、そういう状態で大きな決断をすると、あとあと後悔しやすいのです。

このことは、「戻りたい、戻りたい」と復職に焦っているときも同じです。休職してまだ体調が整っていないうちから「早く戻りたい」と焦ってしまう人にも、「今は冷静

な判断ができていないので、体調を整えて冷静になって考えましょう」とお伝えしています。

転職を選ぶ方は、自分が望む働き方をできないと分かったときに舵を切っています。例えば、会社とひと通りコミュニケーションを取ったものの、過重労働は避けられないとか、ハラスメントがなくなりそうにないなどと分かったときです。復職しても体調を損ねないような働き方はできそうにもないと気づいたら、皆さん、転職という選択肢を現実的に検討し始めます。

私も、主治医として診ている患者さんがすっかり体調が整って、休職していること以外はいつものその方に戻っていて、なおかつ会社と話し合ったけれど健康的な働き方はできそうにないと相談されれば、「転職を考えてもいいかもしれませんね」と、提案します。

いつものその人に戻ったのであれば、そこからはキャリアの話だからです。

私のクリニックには、キャリアカウンセラーも在籍していて、キャリアカウンセリングも提供しているので、キャリアの話になったら彼にバトンタッチしています。

体調が整って冷静になったご自身が「やっぱり会社を辞めたい」と考えるなら、そのときは、キャリアカウンセラーに今後の働き方について相談してもいいですし、転職エージェントに登録して転職に向けて具体的な相談を始めてもいいタイミングです。

復職は健康の話、転職はキャリアの話

産業医としてはあまり大きな声では言えませんが、転職を考えるときにも、「戻る」というカードは持っておいたほうがいいです。

最近は売り手市場とはいえ、希望通りに転職先が見つかるとは限りません。転職はそんなに甘いものではありません。

休職期間中に転職活動を行うこと自体は法的にも問題ありませんし、私も、自分のキャリアを考えるという意味ではいいと思います。ただし、今の会社に戻るか、新しい会社に移るか、天秤にかけられる状態にしましょう。

ときおり、休職してすぐに診察に来られた患者さんの健康保険証が変わっていて、

「あれ？」と驚くことがあります。

「どうしたのですか？」と聞くと、「結局、会社を辞めることになりました。失業保険をもらいながら転職活動をします」と。

退職すればストレスのもとはなくなるわけですから、体調は上向きます。そのため、通院も終了となります。そうすると、すべてを自分で切り開いていくしかなくなるわけですから、それはそれでいばらの道です。

それに、復職できるかどうかは、体調が整っているかどうかが判断基準ですから、健康の話です。でも、転職は、健康の話ではありません。

健康状態によって60％のパフォーマンスしか発揮できていないとしても、それで勝負しなければならないのです。社内の人事評価であれば、体調不良を理由に評価を下げることはルール違反ですが、転職活動ではそうではありません。

だからこそ、**戻れるという安心は残したまま、転職を考えたほうが、ご自身のキャリアにとってプラスに働く**と思います。

なかには、転職活動を行って内定も決まったけれど、やっぱり元の会社に戻るという選択をされる方もいます。転職活動を行うなかでいろいろな会社を知り、比べた結果、今の会社のほうが福利厚生もしっかりしていて、望む働き方ができると気づきました、と。

そういうこともありますので、会社には不義理になってしまいますが、退路を断って転職活動をするのではなく、戻るという選択肢も残したうえでキャリアを考えてほしいと思います。

休職は個人情報、伝えなくてもいい

転職活動を行うにあたって、休職のことを先方に伝えるべきかどうか、悩む方も多いでしょう。

最近では、転職エージェントによっては、職務経歴書などに休職歴も含めて書かせるところもあるようですが、私は、クリニックで患者さんに相談されたときには「個人情報なので、自分から言う必要はありませんよ」とアドバイスしています。

個人情報保護法でも、病歴は、要配慮個人情報の一つに挙げられています。不当な差別や偏見、不利益が生じないよう、取り扱いに特に配慮が必要な個人情報なのです。

先方から聞かれたときに「休職したことはありません」などと隠すと、虚偽の情報を伝えることになりますから、聞かれたら正直に伝えるべきです。でも、あえて自分から言う必要はありません。

また、伝えるときには、その伝え方が大事です。

こういう経緯で休職をして、だからこそ、私はこういう働き方、仕事内容を希望していて、その希望にマッチしている御社を志望しています——。

なぜ休職をしたのか、そしてなぜその企業を志望するのか、相手が納得するように伝えられれば、むしろ志望動機の説得力が増します。一方で、休職から転職までがきちんとストーリーになっていなければ、ただメンタルが弱い人だとジャッジされてしまうかもしれません。

結局のところ、新天地での活躍をめざすにしても振り返りが大事なのです。休職期間中にしっかり体調を整えて、休職に至った原因と再発防止策の振り返りができていれば、自分がどういう働き方をしたいのかが整理され、きちんと相手に伝わるように説明できるようになります。そうすれば、一定期間休んだことも、決して足枷にはなりません。

また、面接や応募書類などで休職のことを伝えなくても、実は、源泉徴収票を提出する段階で発覚することはあります。給与の支払いが止まっていたり、年収が下がっていたりするので、長く休職していた人ほど、気づかれやすいのです。

ただ、源泉徴収票の提出が求められるのは、内定が出たあとです。また、メンタル不調から休職していたことを伝えても、その情報は人事で必ず留めておくのがルールです。一緒に働く同僚や上長など現場の人たちには伝わりませんから、ご安心ください。

産業医、主治医として関わってきた方たちのなかには、復職してバリバリ働いている人もいれば、転職して新たなキャリアを築いている人もいます。どちらを選ぶにしても、**正しく休んで、きちんと振り返りを行うことが成功のカギ**を握っています。

【注】

＊労災疾病臨床研究事業費補助金「主治医と産業医の連携に関する有効な手法の提案に関する研究」（横山和仁、平成28年）386〜387頁

第７章

心身を健康に保つ、本当に幸せな働き方

今いる場所はあなたにとっての「適所」ですか

仕事のなかでストレスを抱えて一旦は体調を崩しても、多くの人は、職場との調整や休養を挟むことで、回復して、いきいきと働いていらっしゃいます。その一方で、どうしても慣れることができないということも少なからずあります。

私自身も、苦手なことはたくさんありますから、どんな職場・仕事でも慣れればできるかというと、決してそうではありません。

やっぱり、適材適所です。やりたいことと、できること、合っていることが違う場合もあります。どんなに努力しても慣れない、合わないのなら、もっと自分に適した場所に移るほうが、働く本人にとっても、会社にとっても、社会にとってもプラスです。

その企業を志望し、今その企業で働いている背景には、やりがいや成長、お金、企業理念への共感などさまざまな理由があるのでしょう。これまで病気とは無縁だった方は、

「健康的に働けるかどうか」という視点は、休職するまで持っていなかったと思います。就職や転職のときにも、一切気にしていなかったでしょう。

でも、これからは、**健康という軸も働き方を考えるうえで取り入れてほしい**のです。

少子高齢化で働き手の確保が社会問題となっているなか、定年は引き上げられ、働く期間は延びています。ゆくゆくは70代まで働くことが普通になってくるのではないでしょうか。そうすると、自分にとって長く健康的に働ける場所を探すことはますます重要になります。

メンタル不調から休職を何度か繰り返している人のなかには、本人の性格やスキルと仕事内容や働き方がマッチしていないように見える方もいます。それでも、本人は「この会社がいいんです、この会社で働きたいんです」と復職にこだわっている、ということも。

誰しも、いい企業で働きたいといった気持ちはありますから、たとえ体調を崩しても、せっかく努力して摑んだポジションをあきらめきれないのだと思います。

でも、どうしても慣れることのできない職場でずっと働き続ける意味はあるのでしょうか。健康を害してまでそこで働く意味は、そんなにもあるのでしょうか。

ここでも大事になるのが、振り返りです。

ある方は、最初は「絶対にこの会社がいいです」とおっしゃっていましたが、休職期間中に体調を崩した原因や自分自身のことを振り返るなかで、少しずつ気持ちが変わっていったようです。もっと自分に合った職場を探そうと思うようになり、転職活動を始め、最終的に、今の会社を退職すると決めたときにはとても清々しい表情をされていました。

適応障害など、一度、心のバランスを崩したからといって、必ずしも転職が必要とは限りません。でも、どうしても慣れることのできない職場なら、もっと自分に適した場所があるのではないか、と考える視点も必要です。

メンタル不調は誰にでも起こる

先日、ある企業で1年間の産業医業務のまとめを、人事の皆さんに報告しました。

メンタル不調の方の相談や休職面談についての統計を出し、既往歴の有無で分けてみたところ、圧倒的に既往歴のない人のほうが多数でした。つまり、メンタル不調に陥ったのは初めてという人がほとんどだったのです。

また、ストレスを抱えた理由もさまざまでした。過重労働や職場の人間関係、目標達成のプレッシャーといった仕事にまつわることだけではなく、家族の介護や病気など家庭の問題が関わっていることもありました。

こうしたことから思うのは、一つは、メンタル不調は誰にでも起こるということ。私自身も、クリニックの開業当初、あまりの忙しさに眠れなくなり、食欲も落ち、体重も10キロ減って、適応障害になりました。心が弱いからなるわけではなく、さまざまなきっかけで誰しも心のバランスを崩すことはあります。

でも、メンタル不調で相談にきた方のほとんどが既往歴なしということは、正しく休めば、ずるずると引きずるわけではないということです。

メンタル不調による休職は復職後の再発が多いと紹介しましたが、それは、休み方の質が悪かったのです。ただ仕事を休むだけではなく、きちんと自分を整え、不調に至った原因をしっかり振り返り、そして職場にも働きかけて環境も整えれば、「また再発するかも」とビクビク過ごす必要はありません。

診察室でも「私も適応障害になったことがありますけど、今は元気に働けているので大丈夫ですよ」と、笑顔で患者さんに伝えています。

メンタル不調は誰にとっても無縁ではないけれど、一度なったからといって、ずっと不調を抱えたまま生きていかなければならないわけではありません。今つらい方は、**そのつらさがずっと続くわけではない**ということは忘れないでください。

定時で働けないなら、休む

会社で働くということは、働いた分、お金をもらっているわけです。

そして、就業規則には必ず始業・終業の時間、1日あたりの所定労働時間、週あたりの所定労働時間が定められています。決められた時間はしっかり働かなければいけないわけですから、もしも、その義務を満たせていないのであれば、体調を整えるために休むべきです。

そのときには「自分を整える」ことと「環境を整える」ことの両軸で整えていきましょう。特に適応障害の場合、働くなかで発症したということは、働く環境のなかに何らかのストレスがあるということです。その場合、自分を整えてストレスに慣れるか、環境を整えてストレスを減らしながら慣れるかの２つしかないと思っています。

そもそも定時で働くことがつらい体調の人は、すでにパフォーマンスが下がっています。下がった状態でそのまま働き続けることは、長い目で見れば、誰にとってもよくありません。本人もつらいでしょうし、会社にとっても長期的に生産性が下がり、ひいては社会のためにもなりません。

体調不良があり定時で働くことがつらい、体調を理由にした欠勤が増えているといったときには、しっかり休んで**１００％の自分に戻ってから、その人がもっている能力を発揮してもらったほうが、自分も幸せですし、会社のため、社会のためにもなります。**

体調不良を理由に定時で働けないのなら、まずは定時で働ける体調を取り戻しましょう。そして、万全のパフォーマンスで会社に、社会に貢献しましょう。

働ける体力、集中力を養うべく、ビジネスパーソンこそ運動を

私はクリニックを開業する際、ビルの同じフロアにフィットネスジムもつくりました。働く人にとって、体を動かすことは非常に大事だと考えているからです。

最近ではリモートワークも広がっていますが、一般的には毎日通勤して、始業時間から終業時間まで何かしらの作業をして、退勤するという毎日を繰り返さなければいけません。そのためには、体力と集中力が欠かせません。

何もしなければ、加齢とともに体力も集中力も低下していきます。ビジネスパーソンにとっては、週5日間、健康的に働き続けられるだけの体力と集中力を保つことは、大前提としてもっているべきスキルです。そう考えると、運動を習慣にすることは「超」がつくほど大事なのです。

加えて、健康診断で血圧や血糖値、コレステロール値などが気になり始めた人にとっては、生活習慣病の改善や予防にも運動は欠かせません。

さらに最近では、運動をすると脳も刺激され、作業効率が上がる、思考力や記憶力が

高まる、不安やストレスが緩和される、自己肯定感が高まるなど、運動が脳や心に効くという研究結果も続々と出ています。

また、運動は脳の神経細胞の成長・生存・修復に関わる「ＢＤＮＦ（脳由来神経栄養因子）」という伝達物質の分泌を促進し、そのことが脳の機能や認知能力の向上につながる、といったメカニズムも分かってきました。

ところが現実はというと、忙しくなるとまず削られやすいのが、睡眠や運動時間ではないでしょうか。睡眠を削れば、集中力はもたず、頭が働かなくなるのは当然のことですし、しっかり体を動かす時間がなければどんどん体力は減り、その反面、体重は増え、コンディションは悪くなるばかりです。

私は、１回45〜60分で週２、３回、息が上がる程度の強度の運動を、自分自身にも課していますし、患者さんにもおすすめしています。ただし、運動習慣がまったくない人が高強度の運動をいきなり行うのはハードルが高いので、まずはウォーキングなど、無理なくできる運動から始めてください。

体をしっかり動かせば、ほどよく疲れて、いい睡眠が取れて、脳の血流が高まり、体に良い働きをしてくれるホルモンの分泌も促進されます。日常生活や仕事を行ううえでベースとなる心身のコンディションが整うのです。

体調が整ってからキャリアの話をしよう

ストレスからメンタル不調に陥ったとき、まず考えるのは「辞めたい」ということかもしれません。

仕事がつらいから会社を辞めたい――。

仕事上のストレスから気分の落ち込みや不安、不眠に悩まされるようになり、会社に行くことが憂鬱になると、辞めたいという気持ちが芽生えるのは、ある意味、ごく自然なことです。ただ、**それは冷静な判断ではありません**。

例えば、心身の調子を崩してパフォーマンスが40％しか出せない状態で考えることと、60％の状態で考えることは全然違います。40％のときには「辞めたい」ということばかり考えてしまうかもしれませんが、60％まで戻ったら「他の選択肢があったのに……」

と後悔するかもしれません。

ですから、まずは体調を整えることに専念して、40％のパフォーマンスを60％に高めましょう、そしてさらに、いつもの自分を取り戻せるように体調を整えていきましょう――。そう、いつも患者さんに伝えています。

体調を整えるためには、睡眠なのか、食欲なのか、しっかり体を動かすことなのか、主治医と一緒に問題を一つひとつ解決していってください。

そして、１００％の体調に戻ったときに、「やっぱり転職だ」と思ったら、それはその人にとって必要な選択なのだと思います。そこからはキャリアの問題になるので、キャリアカウンセラーや転職エージェントのコンサルタントの方にも相談しながら、自分はどういう仕事がいいのか、見つめ直しましょう。

その順番が大事です。

ときおり、順番を無視して、まだ50％ぐらいの体調の段階で、休職という選択肢もあるのに退職を選んでしまう人もいます。最初は「辞めてスッキリしました」とおっしゃいますが、失業保険をもらいながらの転職活動はそれはそれでリスクが大きいので、別のストレスを抱えこんでしまわないかと心配です。

日本はやさしい国で、労働者が体調を崩したら企業側は休職を与えて従業員の健康を守り、安全配慮義務を果たさなければいけません。なおかつ、せっかく傷病手当金という制度もあるのですから、そうした制度をうまく使いながらしっかり体調を整えて、そのあとにキャリアのことを考えましょう。このことは、主治医の立場でも産業医の立場でも必ず伝えています。

「健康的に働くとは？　幸せに働くとは？」を考えるきっかけに

私は、以前は、「どう働くか」ということはあまり考えていない人間でした。一般の大学を卒業して、医学部に入り直したときにも、正直なところ、そこまで医師という職業に思い入れがあったわけではありませんでした。

自分自身の働き方を真剣に考えるようになったのは、医師になってからです。皆さんもそうだと思いますが、仕事は24時間しかない1日の3分の1、8時間を占めます。起きている時間の大半を働いて過ごしているわけです。それを週5日、何十年と続けると考えると、人生の大半は仕事に費やされます。

医師免許は一生涯有効ですから、それこそ70代どころか、80代、90代まで現役で働いている先生もいます。私は病院で勤務していた頃に、臨床医として働き続ける未来を想像して「死ぬまでこうやって毎日働くんだろうか……」と、ふと疑問を抱いてしまったことがありました。

病院で臨床医として働き続けるのはどうもピンとこない。そう悩んでいた頃に、師匠の吉田英司先生とたまたま知り合い、産業医という仕事を勧められました。そして、やってみたら、「自分がやりたいのはまさにこれだな」と思ったのです。

私にとっては、「どうも合わないな」と思いながらも医師としてメジャーな道である臨床医としての経験を積み重ねるのではなく、産業医という道を選んだことが大きな人生の転機でした。

働くなかで適応障害をはじめとした体調不良に至った背景には、皆さん、何かしらの理由があったはずです。**なぜ、不調に至ったのかを考えることは、人生を振り返るいい機会になります。**

そもそも、誰しも健康でなければ働くことはできません。ビジネスパーソンにとって、健康を保つよう努めることは義務のようなもの。ところが、人は、健康なときには健康の価値には気づきません。健康を害して初めて、健康のありがたみに気づきます。

だからこそ、健康が損なわれたときこそが、いい機会なのです。

今後、どういうふうに働いていけば、自分の人生をもっと幸せにできるのか——。

その答えは、本人にしか出せません。

転職やジョブチェンジといった大きな路線変更をしなくても、自分自身を整えることや働き方の微調整で健康的な働き方を得られることは多いです。

体調不良も休職も、決して望んでいたことではないでしょう。でも、それを機に真剣に働き方について考えることで、**その先に何十年と続く仕事人生をもっとより良いものに変えていける可能性を秘めています**。

健康的に、幸せに働くとはどういうことなのか。ぜひ、自分なりの答えを見つけだしてください。

あとがき

医師免許を持っていたら、何かおもしろいことができるんじゃないか。そんなアバウトな期待感で医学部に進学したのですが、6年間の医学生生活を終え、医師として働くなかで抱いたのは、次のような思いでした。

今後の日本の社会を支えていく人たちを、医療の力でサポートしていきたい。

産業医という仕事の醍醐味は、ビジネスの現場に入って、企業とそこで働く人たちの問題解決ができること。自分が抱いていた思いとまさにピッタリ重なっていて、やりがいも楽しさも感じていました。ただ、産業医としての経験を積むうちに、もどかしく思う場面に多々遭遇するようになったのです。

産業医面談が必要になる人は、今は本当にメンタル不調の方が多いのですが、なかには、一定期間休職してもなかなか良くならない方もいます。月に1度の診察で薬を処方するだけというような先生を主治医に選んでしまうと、生活指導なんてしてくれないので、月日が経っても生活リズムは整わないまま。休職期間がただ過ぎていくだけで復職の準備は何もできていない、ということもありました。

どうにかしたいのですが、産業医は治療を行えません。「主治医の先生と相談してください」「体をしっかり動かしてください」「ご飯をしっかり食べてください」といったざっくりしたアドバイスしか送れず、産業医という立場だけではできることに限界があるように感じ始めました。

働く人が自分の体調と生活を整え、ベストなパフォーマンスが出せるよう、もっと踏み込んでサポートをしたい。それが、フィットネスジムとクリニックを開業した理由です。ただ病気を治すだけではなく、状態を整え、いかにパフォーマンスを高めてもらうかということを追求すると、運動は欠かせないと考えました。

私のクリニックでは、薬を処方するだけではなく、運動も処方することができます。隣接しているフィットネスジムは「指定運動療法施設」という認定を取っていて、この患者さんには運動が必要と判断したら、「運動療法処方箋」を発行し、「こういう運動をこういう頻度でしてください」という指示を出します。その指示のもと、指定運動療法施設で運動療法を行うと、施設の利用料金が医療費控除の対象となるのです。

今、クリニック隣接のフィットネスジムでは、もともと健康でさらに体力をつけたい人と、不調があり健康を取り戻したい人が混ざり合ってトレーニングを行っています。なおかつ、「健康になるためにはアスリートになる必要はない」という理念のもと、ジムはクロスフィットというトレーニングを専門にしていて、参加者間でコミュニティも生まれています。

クロスフィットは、歩く・走る・起き上がる・持ち上げる・押す・引く・跳ぶなど日常生活のなかで繰り返し行う動作を満遍なく取り入れ、高強度の全身運動を短時間で集中的に行うトレーニング法です。少人数のグループで励まし合いながら行うので、一体感が生まれやすいのです。

ＷＨＯは、「健康とは、病気でないとか、弱っていないということではなく、肉体的にも、精神的にも、そして社会的にも、すべてが満たされた状態」と定義しています。

クリニックでの治療とフィットネスジムでのクロスフィットで、肉体的な健康、精神的な健康、そしてコミュニティという社会的な健康も、すべてをサポートしていきたいと思っています。

この本のテーマは「会社の休み方」です。休むことは、もちろん大事。そしてもう一つ大事なのが、しっかり正しく休んで健康を取り戻したら、しっかり働くということ。

少子高齢化で人口減少が進み、働き手が減っているなか、日本社会がさらに発展するにはハードワークしかない、と私は考えています。ハードワークといっても、長時間労働を強いるわけではなく、一人ひとりにベストなパフォーマンスを発揮してもらうということです。

働き方改革が進み、働く人の健康を守る意識が高まっているのはいいことです。でもその一方で、社会に対して無責任になってほしくはありません。

その人が持っているスキルや才能を十二分に花開かせて、社会に貢献することが本人にとっても幸せであり、ひいては会社や社会の発展にもつながります。そういう思いで、健康のコンサルタントとして、産業医・主治医という両方の立場からサポートしていきたい。この本も、しっかり休み、そしてしっかり社会に貢献する人たちの一助になれば幸いです。

最後に、まだキャリアの浅い私が執筆を決意するにあたり戸惑うことも多々ありましたが、私の話に興味を持ち、熱心に耳を傾けてくださった編集の疋田壮一さん、ライターの橋口佐紀子さんには、心から感謝しています。

また、私を産業医の道へ導いてくださった産業医の吉田英司先生、そして学問や社会的背景の領域を超えて多くのことを教えてくださった徳島大学大学院教授の佐原理先生、この二人のメンターの存在がなければ、今の私はありませんでした。心より感謝を申し上げます。そして、共に社員の健康管理をしてくださる保健師の方々、産業医として活動しやすい環境を提供してくださる企業の人事部の方々にも、深く感謝申し上げます。

そして自由奔放な私を温かく見守ってくれる家族やパートナーそして友人たち、特に、友人であり、先輩であり、時には社員として黒子役に徹してくれている石山弓高氏には、深い感謝と愛情を捧げます。

自分がなぜ医師という道を選んだのか、今でも時々考えることがあります。しかし、多くの方々の支えがあり、毎日楽しくハードワークしながら、問題を抱える人々を助けることができる今の自分の人生は悪くはないものだと感じています。

これからも、私自身「Stay Fit and Work Hard」の精神で、働く人々の健康と日本社会の発展に貢献していきたいと考えています。

薮野淳也 Yabuno Junya

産業医・心療内科医。1988年東京都出身。慶應義塾大学総合政策学部卒業後、徳島大学医学部に入学・卒業。認定産業医、認定スポーツ医、健康運動指導士、健康運動実践指導者。大手企業の産業医として日本オラクル株式会社のほか、スタートアップ企業から東証プライム上場企業まで、10社以上の様々な規模・職種の企業の産業保健業務に従事し、経験を積む。2023年より、南青山にビジネスパーソンのための内科・心療内科「Stay Fit Clinic」を開設し院長を務める。得意分野は職場のメンタルヘルスと運動療法。

中公新書ラクレ 829

産業医《さんぎょうい》が教《おし》える 会社《かいしゃ》の休《やす》み方《かた》

2024年12月10日発行

著者……薮野淳也《やぶのじゅんや》

発行者……安部順一

発行所……中央公論新社

〒100-8152 東京都千代田区大手町 1-7-1

電話……販売 03-5299-1730 編集 03-5299-1870

URL https://www.chuko.co.jp/

本文印刷…三晃印刷 カバー印刷…大熊整美堂 製本…小泉製本

Published by CHUOKORON-SHINSHA, INC.
Printed in Japan ISBN978-4-12-150829-4 C1236